PORADNIK ZDROWIA I URODY

pilates

PORADNIK ZDROWIA I URODY

pilates

Jennifer Dufton

Jennifer Dufton jest w pełni wykwalifikowaną instruktorką Pilates i prowadzi własne studio w North Norfolk. Przed przeprowadzką do Norfolk uczyła Pilates w najbardziej prestiżowych studiach w Londynie, między innymi w Chelsea Harbour Club, Triyoga w Primrose Hill, The Pilates Studio na Great Portland Street i w Centrum Psychoterapii w Westminster. Współpracowała z szeroką gamą klientów, do których zalicza aktorów, modelki, muzyków i członków Królewskiej Grupy Baletowej. Sama jest członkiem The PILATESfoundation® UK, a także była uczennicą jednej z współzałożycielek fundacji, Anne-Marie Zulkahari. Ponadto posiada kwalifikacje Alan Herdman Studios i ukończyła Międzynarodowy Program Szkolenia Nauczycieli Sztuki i Nauk Ciała pod nadzorem Rael Isacowitz.

First published in Great Britain in 2003 by
Hamlyn, a division of Octopus Publishing Group Ltd
Endeavour House, 189 Shaftesbury Avenue, London WC2H 8JY

© Octopus Publishing Group Ltd 2003
Rights for the Polish edition
© by Buchmann Sp. z o.o., Warszawa 2011

Wydawca:
BUCHMANN Sp. z o.o.
ul. Wiktorska 65/14, 02-587 Warszawa
tel./fax: 22 631 07 42

Jennifer Dufton has asserted her moral right to be identified as the author of this work.

All rights reserved. No part of this work may be reproduced or utilized in any form or by any means, electronic or mechanical, including photocopying, recording or by any information storage and retrieval system, without the prior written permission of the publisher.

ISBN 978-83-7670-124-0

A CIP catalogue record for this book is available from the British Library

Printed and bound in China

UWAGA

Doradzamy skonsultować się z lekarzem przed rozpoczęciem programu ćwiczeń. Pilates nie jest zastępstwem profesjonalnej opieki medycznej. Ze wszystkimi pytaniami dotyczącymi zdrowia, a szczególnie ciąży i jakichkolwiek oznak wymagających diagnozy, należy się także zwrócić do lekarza. Mimo, że rady i informacje zawarte w tej książce są uważane za dobre, a instrukcje do ćwiczeń zostały dołączone w celu zapobiegania nadwerężeniu mięśni, ani autor ani wydawca nie biorą odpowiedzialności prawnej za urazy doznane w trakcie wykonywania ćwiczeń.

Kobiety w ciąży lub starające się zajść w ciążę nie powinny uprawiać ćwiczeń zawartych w tej książce. Uprawianie Pilates w ciąży i po porodzie zalecane jest tylko pod nadzorem lekarza i wykwalifikowanego instruktora Pilates.

spis treści

wprowadzenie 6

1

poczuj odmianę 34

poziom 1 ćwiczenia 40

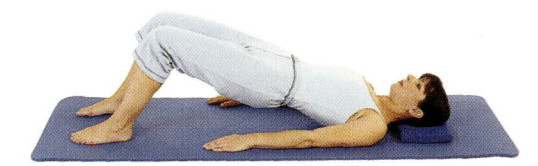

2

zobacz różnicę 68

poziom 2 ćwiczenia 74

3

ciało jak nowe 100

poziom 3 ćwiczenia 106

dalszy ciąg drogi 124

indeks 126
podziękowania 128

metoda Pilates

Wyobraź sobie, że możesz mieć świetne ciało, być wyższy, zwiększyć swoją siłę i elastyczność, poprawić postawę, ulżyć bólom i dolegliwościom, poprawić współżycie seksualne, obniżyć poziom stresu, dodać sobie energii i pewności siebie. A wszystko to dzięki jednemu rodzajowi ćwiczeń. A ponadto wyobraź sobie, że ćwiczenia sprawią ci przyjemność.

Jeżeli twoje podejście do sprawności fizycznej zazwyczaj polega na wpatrywaniu się z niechęcią w lustrzane odbicie swojego ciała, a następnie rzucanie się w szalony wir aerobiku, by zrzucić parę zbytecznych kilogramów lub jeśli spędzasz godziny na siłowni, aby ujędrnić ciało, to wyciągamy do ciebie pomocną dłoń. Nawet, jeżeli praktykowana przez ciebie forma ćwiczeń ma szanse powodzenia na dłuższą metę, to nigdy się o tym nie przekonasz, ponieważ nie będziesz w stanie wystarczająco długo wytrzymać. Byłoby to zbyt męczące i nudne. Ćwiczenia stałaby się kolejnym uciążliwym obowiązkiem, który trzeba wypełnić. Proces ten nie sprawiałby ci przyjemności, więc wróciłbyś na kanapę.

„Odmiana z Pilates", jak sama nazwa wskazuje, jest czymś innym. Pilates zastępuje bezmyślne ćwiczenia takimi, które angażują twój umysł, dzięki czemu się nie nudzisz. Sesje różnią się od siebie, są relaksujące i czujesz się po nich świetnie. Ile razy wyszedłeś z siłowni wykończony lub po powrocie z joggingu padłeś na łóżko? Po Pilates nie ma się uczucia zmęczenia. Wręcz przeciwnie. Jest się wypoczętym, rześkim i odmłodzonym.

wstępnie o Pilates

Ta książka zawiera program ćwiczeń Pilates na macie, które mogą być wykorzystane do utworzenia pierwszych trzydziestu lekcji Pilates. Ćwiczenia są przeznaczone dla dorosłych w dowolnym wieku, kobiet i mężczyzn i są odpowiednie dla wszystkich poziomów sprawności. Będziesz pracować w swoim własnym tempie, dostosowując ćwiczenia do swoich potrzeb.

co Pilates może zrobić dla Ciebie?

- Tak jak joga, da ci elastyczność.

- Wzmocni mięśnie jak na siłowni, bez nadmiernego ich rozbudowywania.

- Da ci silne, jędrne ciało, płaski brzuch i dłuższe, wyciągnięte mięśnie oraz ładne kształty.

- Poprawi twoją postawę.

- Ulży wielu bólom i dolegliwościom.

- Poprawi ci samopoczucie.

- Odciąży twój kręgosłup, co może przywrócić parę utraconych centymetrów.

uwaga

Ponieważ uprawiacie ćwiczenia w domu, powinieneś być zdrowy i nie mieć urazów lub schorzeń, które uniemożliwiłyby ci podjęcie tego programu. Jeżeli masz jakieś wątpliwości, skontaktuj się z lekarzem, a także z wykwalifikowanym instruktorem Pilates, jeżeli którekolwiek z ćwiczeń są w twoim przypadku nieodpowiednie.

Joseph Pilates

Joseph Pilates to twórca metody Pilates, o której mówi, że:

„Po 10 sesjach poczujesz odmianę, po 20 ją zobaczysz, a po 30 twoje ciało będzie jak nowe."

Urodzony w Düsseldorfie, w Niemczech w roku 1880, Joseph Pilates był chorowitym dzieckiem, cierpiał na astmę, krzywicę i ostry gościec stawowy. Mimo to nie pozwolił, żeby te dolegliwości go ograniczały i już jako mały chłopiec postanowił poprawić swoją kondycję fizyczną. Pogrążył się w programie doskonalenia ciała i osiągnął tak dobre wyniki, że w wieku lat czternastu pozował jako model do rysunków anatomicznych.

Był również gimnastykiem, bokserem, a nawet występował w cyrku. Stał się zwolennikiem jogi i sztuk walki. Jego determinacja, by wyleczyć własne ciało i poprawić zdrowie ludzi wokół niego, dała w pierwszych latach XX wieku początek badaniom i rozwojowi kompletnie nowej grupy ćwiczeń, którą nazwał „Kontrologią". Kontrologia łączyła podejścia Wschodu i Zachodu i była programem specjalnie stworzonym do kontrolowania mięśni przy użyciu umysłu.

W roku 1912 Joseph Pilates przeprowadził się do Anglii, gdzie uczył detektywów z Scotland Yardu samoobrony. Po wybuchu I Wojny Światowej był internowany jako obywatel niemiecki. Narzucony wolny czas wykorzystał na udoskonalanie swojej metody i zaczął uczyć swoich współtowarzyszy ćwiczeń na macie.

W późniejszych latach wojny Joseph Pilates był sanitariuszem na Isle of Man, gdzie zaczął współpracować z pacjentami, którzy nie mogli chodzić. Skonstruował dla nich sprzęt do ćwiczeń, przymocowując do łóżek sprężyny dające opór. Odkrył, że jego pacjenci powracali do zdrowia szybciej niż inni. Ów sprzęt sprężynowy stał się prototypem maszyn, które zaprojektował do wykorzystujących sprzęt studiów w Nowym Jorku.

Po wojnie Joseph Pilates powrócił na krótko do Niemiec, gdzie w Hamburgu pracował w policji jako trener. W roku 1926 wyemigrował do Stanów Zjednoczonych. Podczas tej podróży poznał swoją przyszłą żonę, pielęgniarkę o imieniu Clara, i postanowił otworzyć pierwsze oficjalne studio Pilates w Nowym Jorku. Studio spotkało się z natychmiastowym odzewem i stało się tajemnicą powodzenia najlepszych w Nowym Jorku tancerzy baletowych i atletów.

praktykowanie Pilates obecnie

Od 1920 roku popularność Pilates stale wzrasta i obecnie jest zjawiskiem globalnym. Metoda ma cieszy się uznaniem u każdego, kto chce mieć elastyczne ciało, ale także zalecana jest przez osteopatów, kręgarzy i chirurgów ze względu na to, że jest bezpieczna i daje świetne rezultaty. Ćwiczenia na macie są rozpowszechnione na całym świecie, a studia ze sprzętem stały się szeroko dostępne dla rehabilitantów i tych, którzy po prostu pragną dalej zgłębiać tę wspaniałą metodę ćwiczeń.

Wraz z upływem lat, techniki Pilates zostały rozwinięte, wielu instruktorów dostosowało oryginalne ćwiczenia Josepha Pilatesa do nowych podejść do fizyczności oraz by udostępnić je ludziom na wszystkich poziomach sprawności.

korzyści dla ciała i umysłu

Pilates jest inny. Zapomnij o uprzedzeniach związanych z ćwiczeniem i otwórz umysł na zupełnie nowe ruchy.

połączenie między ciałem a umysłem

Pilates jest metodą holistyczną, bazującą na filozofiach Wschodu i Zachodu. Wymaga skupienia umysłu na poszczególnych mięśniach w celu wzmocnienia i wydłużenia ich. Gdy się ruszamy, nasze skupienie i precyzja tworzą połączenie między ciałem a umysłem. Dodatkowy wysiłek umysłu powoduje zaś, że mięśnie pracują na najwyższych obrotach, dzięki czemu zyskujemy szybsze i lepsze rezultaty. Relacja między umysłem a ciałem często wykorzystywana jest na przykład w sporcie, gdzie przy odpowiednim skupieniu dobry zawodnik może stać się znakomity. Pilates umożliwia właśnie taki rodzaj przełomu umysłowego, który pozwoli ci osiągnąć możliwie najlepszą formę fizyczną.

stwórz umięśnione, szczupłe ciało

- szczuplejsze uda
- jędrniejszy, bardziej płaski brzuch
- węższa talia, kształtniejsze pośladki
- zwiotczałe ramiona staną się szczuplejsze i jędrniejsze

Pilates wzmocni i zdefiniuje twoje mięśnie. W odróżnieniu od innych ćwiczeń, które koncentrują się na mięśniach zewnętrznych, Pilates pracuje również nad głębszym poziomie, co równoważy nasze ćwiczenia. Inne programy skracają mięśnie i sprawiają, że ciało wygląda jakby było zbite. Pilates natomiast wydłuża mięśnie, co daje ciału bardziej opływowy kształt.

Pilates pracuje nad rozwojem **SIŁY FUNKCJONALNEJ**. To znaczy, że wzrost naszej siły nie odbywa się kosztem elastyczności i związanym z nią ułożeniem ciała. W ekstremalnych przypadkach, kiedy skupiamy się na wzmacnianiu mięśni bez względu na efekty uboczne, może się okazać, że choć jesteśmy zdolni podnieść samochód, nie możemy sięgnąć stóp, czy unieść rąk nad głowę. Pilates wyrabia mięśnie do poziomu, jak jest potrzebny w codziennych sytuacjach. Jest to bardziej porównywalne do sprawności Jackie Chana niż ciężkiej masy Terminatora.

rozciągnij się

- rozciągnij wszystkie mięśnie
- rozruszaj sztywne stawy
- pozwól ciału poruszać się swobodniej
- zredukuj bóle i dolegliwości
- poruszaj się swobodniej w życiu codziennym

W obecnych czasach większość z nas prowadzi mało aktywny styl życia. Garbimy się przy biurku lub leżymy na kanapie. Nawet jeżeli odwiedzamy siłownię, skupiamy się nad rozbudową mięśni i opuszczamy rozciąganie, spiesząc się pod prysznic. Takie nawyki prowadzą do uczucia sztywności i sprawiają, iż nasze ciało z upływem lat staje się mniej elastyczne.

Długie godziny spędzone przy biurku w niepoprawnej pozycji osłabiają mięśnie brzucha, skracają tylne mięśnie nóg i sprawiają, że zaczynamy się garbić. To z kolei powoduje bóle krzyża oraz chroniczne bóle szyi i barków. Jeżeli spędzasz na siedząco dużo czasu, prawdopodobnie już powinieneś poprawić swoją posturę.

Rozruszany staw to dobrze naoliwiony staw. Gdy nim ruszamy, wydziela on płyn stawowy, który działa jak oliwa na zardzewiałe zawiasy. Przy powolnym, kontrolowanym wykonywaniu ćwiczeń Pilates stymulujemy produkcję płynu stawowego w kręgosłupie, biodrach, barkach czy łokciach. To uelastycznia nasze stawy, chroni je przed usztywnieniem i, co za tym idzie, ograniczeniem ruchów. Może także zapobiec artretyzmowi.

Celem Pilates jest rozwiniecie **ELASTYCZNOŚCI FUNKCJONALNEJ**. To znaczy, że rozciągamy mięśnie, ale nie kosztem ich siły i poprawnego ułożenia ciała. By najlepiej funkcjonować, twoje ciało potrzebuje **OPTYMALNEJ ELASTYCZNOŚCI FUNKCJONALNEJ i OPTYMALNEJ SIŁY FUNKCJONALNEJ**. Nie mniej i nie więcej. To podejście odmienne niż w innych programach ćwiczeń i ma na celu utrzymanie idealnej równowagi ciała.

lepsze ułożenie ciała

Oprócz siedzenia w złej pozycji, czy używasz zawsze tych samych mięśni? Czy zawsze trzymasz telefon w tej samej ręce, nosisz torbę na tym samym ramieniu, teczkę w tej samej ręce? Powtarzające się ruchy stwarzają asymetrię ciała i jedna połowa staje się bardziej rozbudowana. Ciało może rozwinąć złe nawyki, które mogą wpłynąć na twoją postawę, równowagę mięśni i wywołać bóle i dolegliwości. Pilates przywraca równowagę mięśniom, poprawia ułożenie ciała, w wyniku czego koryguje postawę.

korzyści dla postawy

- słabe mięśnie stają się silniejsze
- przepracowane mięśnie odprężają się
- zaokrąglone ramiona rozprostowują i opuszczają się
- zapadnięte mięśnie brzucha podnoszą i wzmacniają się, umacniają kręgosłup
- zgarbiony kręgosłup rozprostowuje się i wydłuża
- sztywny kręgosłup rozluźnia się i powraca do naturalnego kształtu.

mniej stresu, więcej witalności

Jeżeli wydaje ci się, że żyjesz w coraz większym napięciu, musisz znaleźć sposób na opanowanie stresu, zanim on opanuje ciebie. Przy Pilates mieszanka skupienia umysłu, odpowiedniego oddychania, rozluźnienia i ruchu ciała, w dużym stopniu redukuje napięcie i jego skutki. Wielu ludzi zauważyło też obniżenie ciśnienia przy regularnym ćwiczeniu Pilates.

Uznaj te ćwiczenia za twoją spokojną przystań. Wykorzystaj ćwiczenia jako czas dla siebie, by odetchnąć, odprężyć się i ożywić. Po skończeniu poczujesz się gotowy na nowe wyzwania.

Pilates uzdrawia

Twoje ciało przechowuje twoje uczucia, te dobre i złe, a to ma wpływ na twoją postawę. Inaczej się poruszasz, gdy jesteście szczęśliwy, niż kiedy się smucisz, czy jesteś zdenerwowany. Jeżeli podtrzymujesz konkretne uczucie przez dłuższy czas, twoje ciało może przybrać daną postawę na stałe. Na przykład, jeżeli ktoś odczuwa potrzebę opieki, może zaokrąglać ramiona. Z upływem czasu jego mięśnie piersiowe większe skrócą się i napną, czego skutkiem będą stale zaokrąglone ramiona. Nabieranie świadomości o swoim ciele to nie tylko poznawanie jego ruchów, ale też odczuwanie go.

W przypadku urazu, apatii czy zaniedbania twoje mięśnie stracą siłę, ścięgna zesztywnieją, a tkanka łączna stwardnieje. Ponieważ Pilates precyzyjnie porusza mięśniami za pomocą umysłu, pomoże ci odkryć subtelną zależność między ciałem a umysłem. Wyzwalając ciało, może zdołasz uzdrowić też ducha.

podwyższona czujność

Poprawne oddychanie podwyższa jakość dostarczanej krwi, a wraz z tym czujność. Oddychając poprawnie przy Pilates, oczyścisz umysł i przygotujesz go do lepszego przyswajania nowych informacji. W trakcie ćwiczeń Pilates często koordynuje się złożone ruchy. Takie skupienie powinno utrzymać umysł w dobrej formie nawet w starszym wieku.

popraw samopoczucie

- ✓ uczucie dumy
- ✓ zwiększona pewność siebie

Systematyczne wykonywanie czynności sprawiających przyjemność umila życie. Za każdym razem, gdy twoje ciało wykonuje ruch, który uprzednio wydawał się niemożliwy (na przykład dotknięcie palców u stóp), czujesz się z siebie dumny. Fakt, że dokonałeś tego, łącząc siły ciała i umysłu daje ci niesamowite uczucie władzy. Ponadto łatwiej przyjmujesz swoje niedoskonałości. Coś, co wcześniej ci dokuczało, teraz staje się zadaniem, nad którym ciągła praca przyniesie oczekiwane rezultaty.

Im lepsze twoje samopoczucie, tym chętniej będziesz ćwiczyć i zdrowo się odżywiać. Akceptacja swojego ciała, bez względu na kształt czy wagę, da ci nowe poczucie pewności siebie, które będzie przyciągać do ciebie ludzi. Tak się składa, że pewność siebie to najsilniejszy znany afrodyzjak.

osiągnij poczucie komfortu

Koncentrując się nad każdym ćwiczeniem, zrozumiesz, co ludzie mają na myśli mówiąc o „poruszaniu się z nurtem". Nagle okaże się, że żyjesz w pełni teraźniejszością, nie martwiąc się przyszłością ani przeszłością. Im głębiej to zjawisko zaistnieje w twoim życiu, tym łatwiej będzie wam cieszyć chwilą. To z kolei stwarza poczucie komfortu. Staniesz się lepszym słuchaczem, będziesz bardziej spostrzegawczy i czujny. Za tym idą powodzenia w pracy i w związkach. Uczucie szczęścia, jakie cię ogarnie, zależy od jakości ćwiczeń Pilates. W końcu panujesz nad ciałem i w twoich czynnościach panuje harmonia.

Pilates może również poprawić twoje życie seksualne, krążenie i dać ci świeższą, gładszą cerę. Czy to nie dość powodów, żeby zacząć praktykować ten program?

nie ma skrótów

Bądźmy szczerzy, w zestawie ćwiczeń nie ma skrótów. Dzięki Pilates z czasem uzyskasz wspaniałą sylwetkę i jasność umysłu, ale nie zostaniesz z dnia na dzień gwiazdą filmową. Zamiast gonić za ideałem, postaraj się osiągnąć najlepszą formę, jaką możesz. Płynne, lekkie ruchy, silne, gibkie, ponętne i jędrne ciało - taki powinien być twój cel. Po trzydziestu sesjach zaczniesz zauważać różnicę, ale musisz dalej uprawiać Pilates, żeby kontynuować proces poprawy.

Pilates wyrzeźbi długie, szczupłe mięśnie. Zwiększy też ich masę, co spowoduje szybsze spalanie kalorii, pomagając ci zrzucić zbędne kilogramy raz na zawsze, jeżeli twoje ciało tego potrzebuje. Wielu ludzi zauważyło, że noszą ubrania o rozmiar mniejsze bez zmian w diecie.

Jeżeli masz nadwagę i chcesz przyspieszyć utratę kilogramów, połącz Pilates ze zdrową dietą i ćwiczeniami krążeniowymi. Co prawda zaawansowany Pilates takie ćwiczenia zawiera, ale dla początkujących zalecane jest ich uzupełnienie.

Ćwiczenia krążeniowe powinny być umiarkowane. Rezultaty będą widoczne po 30 - 60 minutowym szybkim spacerze, pływaniu czy innej podnoszącej tętno czynności, wykonywanej trzy do pięciu razy w tygodniu. Takie ćwiczenia mogą być wykonywane trzy razy w tygodniu po treningu Pilates lub na zmianę z nim.

Zapomnij o drakońskich dietach, bądź ze sobą szczery - wiesz przecież, że nic nie dają. Od razu po zakończeniu odchudzania ponownie przybierasz na wadze. Lepiej przeczytać książkę o zdrowym odżywianiu lub odwiedzić dietetyka i zacząć się dobrze odżywiać. Zwiększ ilość warzyw i owoców w swojej diecie, jedz tylko chude mięso, ryby i soję, zmniejsz ilość spożywanych węglowodanów. Ogranicz żywność przetworzoną, tłuszcze nasycone i cukry, chociaż nie ma nic złego w małych przyjemnościach od czasu do czasu. Zastosuj się do tych wskazówek, a na pewno zaczniesz chudnąć.

odpowiednia równowaga

Jeżeli zużywasz więcej energii niż spożywasz, to stracisz na wadze. W przeciwnym razie musisz jeść mniej lub więcej ćwiczyć. Nie jest to łatwe i gdyby wszystkie dania miały tę samą wartość, to nie jedlibyśmy tych dietetycznych z wyboru. Jeżeli chcesz zrzucić zbędne kilogramy, to musisz być gotowy na wyrzeczenia. Staraj się znaleźć takie dania, które są zdrowe, a za razem ci smakują. To wydaje się oczywiste, ale wielu ludzi nie bierze tej zasady pod uwagę, a potem się dziwią brakiem efektów. Gwarancją sukcesu jest wybór reżimu, którego będziesz mógł się trzymać.

Najlepiej tracić około 0,5 - 1kg tygodniowo, ponieważ oznacza to, że zrzucamy tłuszcz, a nie masę mięśniową i jest większe prawdopodobieństwo utrzymania nowej wagi. W takim tempie przy ćwiczeniach Pilates na przestrzeni dziesięciu tygodni możesz bezpiecznie zrzucić aż do 10 kg po trzydziestu sesjach.

podstawy Pilates

W Pilates ważniejsza od bezmyślnych powtórzeń jest jakość ruchów, którą osiągamy dzięki sześciu podstawowym zasadom: oddychaniu, skupieniu, kontroli, dośrodkowaniu, precyzji i płynności. Pamiętaj, że zapoznanie się z ciałem i wzmocnienie oraz wydłużenie mięśni trochę trwa, więc bądź cierpliwy. Nie zapominaj o tych zasadach, a z czasem staną się częścią ciebie.

oddychanie

Oddychanie jest niezbędne do życia, więc powinniśmy oddychać poprawnie. Wielu z nas oddycha zbyt płytko, lub nie wydycha całego powietrza z płuc, wskutek czego nigdy nie zaczerpujemy porządnego oddechu świeżego powietrza. Lepsze oddychanie:

- ✓ poprawi krążenie
- ✓ pozbędzie się toksyn
- ✓ poprawi koloryt skóry
- ✓ ułatwi koncentrację i pomoże zmobilizować do ruchu odpowiednie mięśnie
- ✓ uspokoi ciało i umysł
- ✓ ułatwi kontrolę ruchów w życiu codziennym

koncentracja

Jest to klucz do połączenia ciała i umysłu. To umysł nakazuje ciału się ruszać. Skup się nad poszczególnymi częściami każdego ćwiczenia: rytmem oddechu, ustawieniem głowy, linią pleców, ugięciem nóg, linią ramion, itp. Zwróć uwagę na używane w danym momencie mięśnie, a dodasz im sił. Wraz ze wzrostem koncentracji, zwiększysz świadomość swojego ciała i łatwiej będzie ci rozpoznać poprawnie jego sygnały.

Ta nowa zdolność jest niezbędna w ulepszaniu techniki Pilates, a także przydaje się we współżyciu seksualnym.

kontrola

Jednym z najważniejszych elementów Pilates jest odpowiednia kontrola ruchów - Joseph Pilates pierwotnie nazwał swój program ćwiczeń „Kontrologią". Lepiej powtórzyć ćwiczenie dwa razy poprawnie, niż dwadzieścia razy źle. Źle wykonywane ćwiczenia to przy innych metodach główna przyczyna urazów. Poprzez uważną kontrolę mięśni, Pilates jest jednym z najbezpieczniejszych programów ćwiczeń. Kontrola ruchów zapewnia nam też maksymalne korzyści z danego ćwiczenia. Każdy ruch ma swoją rolę.

dośrodkowanie

Zastanów się nad tym, jak się poruszasz. Których mięśni używasz najczęściej? Najprawdopodobniej są to mięśnie rąk i nóg. Ale jest duża grupa mięśni w środkowej części ciała - począwszy od mięśni podłoża miednicy, wraz z mięśniami pośladków, bioder, brzucha i pleców, aż po niższe mięśnie klatki piersiowej, którą zbyt często zaniedbujemy. Joseph Pilates nazwał ten odcinek ciała „elektrownią" (patrz strona 18), i tę elektrownię musimy wzmocnić i wykorzystać do podtrzymania kręgosłupa, organów wewnętrznych i dobrej postawy.

Wzmocnienie jej zlikwiduje lub zmniejszy wiele problemów związanych z powracającym bólem, szczególnie w krzyżu. Ponadto pomoże poprawnie funkcjonować organom wewnętrznym, a twoje kończyny zaczną się poruszać bezpiecznie i z wdziękiem wokół silnego rdzenia. Pilates uczy, jak wszystkie ruchy wyprowadzać ze środka, by były jak najbardziej wydajne, nie tylko podczas ćwiczeń, ale i w życiu codziennym. Dośrodkowanie da ci uczucie stabilności i bezpieczeństwa, będziesz mógł polegać na sobie, nie na innych, co z kolei doda ci pewności siebie. Rozjaśni ci umysł i da uczucie głębokiego spokoju.

płynność

Jedną z najprzyjemniejszych cech Pilates jest wdzięk i wolność, które odczuwamy przy jego wykonywaniu. Żyjesz chwilą, co czasem jest nazywane „poruszaniem się z nurtem". W Pilates nie ma ruchów szybkich, szarpiących, ani też ruchów odosobnionych od siebie, ponieważ takie ruchy nie są naturalne dla naszego ciała. Wdzięk zwycięża prędkość. Płynność ruchów przypomina balet lub wschodnie sztuki walk.

Podczas treningu staraj się skupić nad płynnością każdego ćwiczenia. Wraz z uzyskaniem wprawy, upłynnij przejścia między ćwiczeniami.

precyzja

Jeżeli chcesz poprawić jakość swoich ruchów, musisz być bardzo precyzyjny. Myśląc precyzyjnie, kontrolujesz konkretne mięśnie w swoim ciele. To pozwala poruszać się precyzyjnie, prowadząc do ukształtowania danych mięśni. Każde ćwiczenie w Pilates ma swój cel, każda wskazówka musi być wypełniona, by osiągnąć sukces. Twoim celem powinno być wykonywanie każdego ruchu perfekcyjnie. Jeden idealny ruch jest lepszy od kilku byle jakich. Z czasem precyzja wejdzie ci w krew.

zastosowanie zasad

Podczas ćwiczeń Pilates staraj się pamiętać o jego sześciu zasadach. Uczysz się opanować ciało umysłem, więc ucz się zasad jedna po drugiej, a wkrótce staną się dla ciebie nawykiem:

Najpierw naucz się kroków, a potem **oddychania**.

Następnie **skoncentruj** się nad swoim ciałem.

Kontroluj ruchy.

Wyprowadzaj każdy ruch **od środka**.

Ćwicz **precyzyjnie**. Następnie **upłynnij** ruchy.

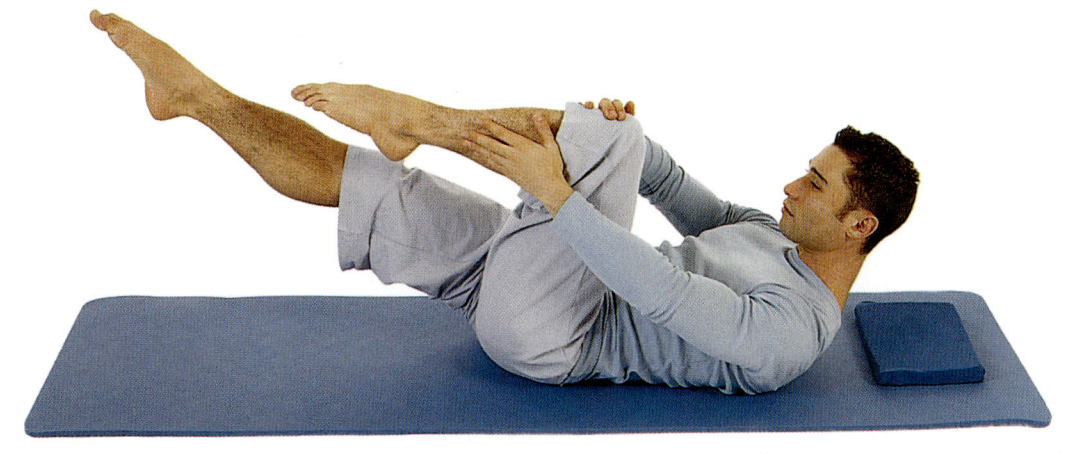

ocena postawy

Przed rozpoczęciem programu Pilates, powinieneś się uważnie przyjrzeć swojej postawie, żeby potem móc w pełni docenić zmiany, jakie w niej zajdą.

jak Pilates może pomóc

Stań normalnie przed długim lustrem i przyjrzyj się sobie ze wszystkich stron - z przodu, z tyłu i z boków. Albo najlepiej poproś kogoś, żeby zrobił ci zdjęcia w bieliźnie. Potem spójrz na pytania zadane poniżej - jeżeli na chociaż jedno z nich odpowiedź brzmi „tak", potrzebujesz pomocy Pilates. Nie oczekuj cudów, ale po pewnym czasie powinieneś zacząć zauważać różnicę. Pierwsze trzydzieści treningów naprowadzi cię na właściwą drogę. Gdy ciało nie jest poprawnie ułożone, mogą powstać problemy typu: ból krzyża, powracające bóle szyi i barków, słabe kolana, zmniejszona pojemność płuc, ściśnięte naczynia krwionośne, częste bóle głowy i wiele innych. Niepoprawna postawa może też sprawiać wrażenie niepewności siebie i słabości.

Poprawna postawa zmniejsza bóle i dolegliwości i pozwala nam poruszać się łatwiej i z wdziękiem. Płuca stają się bardziej wydajne, co pobudza krążenie i dodaje nam energii. Poprawna postawa sygnalizuje pewność siebie, żywotność i zdrowie. Oprócz treningu Pilates, rozpocznij nawyk poprawiania sylwetki. Zastanów się nad ułożeniem ciała kiedy stoisz, siedzisz czy leżysz. Poprawna postawa stojąca może z początku wydać się dziwna, ale z czasem nabierzesz wprawy i przywykniesz do tego. Samo skorygowanie postawy może dodać wzrostu i wyszczuplić talię.

Zła postawa wywodzi się ze złych nawyków, genów lub schorzeń. Dobry nauczyciel Pilates będzie w stanie zidentyfikować twoje wady postawy i polecić odpowiednie ćwiczenia na ich korektę. Jeżeli ogólnie jesteś sprawny, bez większych dolegliwości, to wszystkie ćwiczenia z tej książki przyniosą korzyści twojej sylwetce.

czy możesz poprawić postawę?

- czy zamiast się wyprostować, garbisz się, redukując wzrost i poszerzając talię?

- czy wypychasz głowę do przodu?

- czy zaokrąglasz ramiona, skrzywiając tym samym linię kręgosłupa?

- czy masz równe ramiona?

- czy podnosisz i napinasz ramiona, osłabiając górne mięśnie pleców?

- czy wypinasz żebra i klatkę piersiową, odchylając wstecz ramiona?

- czy wypinasz brzuch, nadwerężając krzyż?

- czy twoje kolana i kostki odchylają się na zewnątrz lub do wewnątrz? Czy twoje biodra nie są w tej samej linii z kolanami i kostkami?

- czy wykręcasz stopy na zewnątrz, upodobniając się lekko do kaczki?

stań poprawnie

- rozstaw stopy na szerokość bioder, upewniając się, że ustawione są prosto, równolegle do siebie

- rozłóż ciężar ciała na całe stopy

- trzymaj obie nogi prosto

- odblokuj kolana

- delikatnie wciągnij brzuch i opuść kość ogonową. Wyobraź sobie, że masz ołowiany ogon i poczuj, jak ciąży ku podłodze.

- wyprostuj się, tak by było dużo miejsca między biodrami a żebrami, ale nie wypinaj żeber

- rozkurcz ramiona, delikatnie podnosząc je w górę, zataczając krąg w tył i ponownie je opuszczając. Zatrzymaj je w tej pozycji, wypychając pachy w kierunku bioder.

- rozluźnij ręce, aby opadały w dół, wzdłuż środkowej linii bioder. Dłonie powinny być ułożone wzdłuż ciała.

- wydłuż kark. Wyobraź sobie, że do czubka głowy przyczepiony jest sznur i delikatnie ciągnie cię do sufitu.

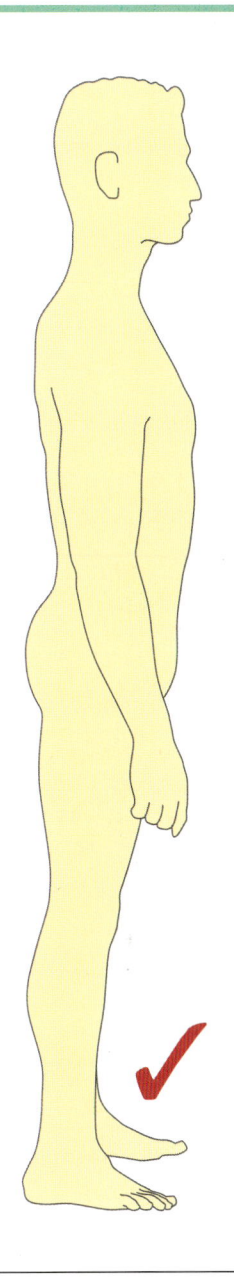

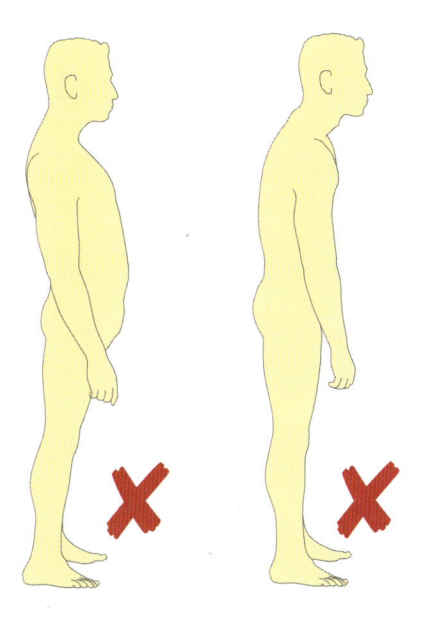

uwaga

Jeżeli masz jakiekolwiek problemy z kręgosłupem spowodowane urazem lub schorzeniem, jak na przykład obsunięte kręgi, osteoporoza, artretyzm czy nadwerężenie, ważne jest, byś skontaktował się z lekarzem i instruktorem Pilates przed rozpoczęciem treningów. Ćwiczenia najprawdopodobniej ci pomogą, ale powinieneś je wykonywać po nadzorem lekarskim.

anatomia

Warto zapoznać się z budową szkieletu i podstawowymi grupami mięśni, żebyś miał lepszą świadomość ruchów, jakie wykonuje ciało przy ćwiczeniach Pilates. Poniższe rysunki nie są szczegółowe, ale dobrze ilustrują ogólny układ mięśniowo-kostny.

układ kostny

1 Kręgi szyjne to górny odcinek kręgosłupa, pierwsze siedem kręgów. Jest bardzo elastyczny, dzięki czemu poruszamy głową na wiele sposobów. Elastyczność ta naraża jednak szyję na urazy.
2 Kręgi piersiowe to dwanaście dysków odpowiadających dwunastu parom żeber.
3 Kręgi lędźwiowe to pięć kręgów położonych między żebrami a miednicą, unoszących ciężar całego tułowia.
4 Kręgi krzyżowe to pięć kręgów, które w dorosłym ciele tworzą jedną kość.
5 Kość ogonowa to ostatnie cztery kręgi kręgosłupa, zrośnięte w jedną kość.
6 Mostek łączy górne dziesięć par żeber, pozostawiając dwie pary „luzem".
7 Żebra tworzą ochronną klatkę dla niektórych organów wewnętrznych, takich jak serce i płuca.
8 Miednica składa się z trzech zrośniętych kości, płatowego ilium, z przodu z kości łonowej i z tyłu z ischium. Wyobraź sobie trójkąt stworzony prze dwie kości biodrowe i kość łonową i odpowiadający mu trójkąt w tylnej części ciała. Miednica leży między tymi właśnie dwoma trójkątami.
9 Staw biodrowy jest stawem panewkowym łączącym kość udową i miednicę.
10 Kość udowa
11 Strzałka i piszczel to dwie kości w dolnej części nogi.
12 Kość ramieniowa w górnym ramieniu.
13 Kość promieniowa i łokciowa to kości przedramienia.

mięśnie

1 Mięsień czworoboczny biegnie wzdłuż szyi i ramion. Używany jest do ruszania głową, szyją i łopatkami. Dolna połowa wraz z mięśniem zębatym przednim, równoległobocznym mniejszym i większym oraz mięśniem najszerszym grzbietu są ważne w utrzymaniu stabilności barków.
2 Mięsień naramienny zamyka ramię i barki. Używany jest do ruchów w przód i w tył oraz do podnoszenia ręki.
3 Mięśnie równoległoboczne łączą łopatkę z kręgosłupem. W większości przykryte są mięśniem czworobocznym.
4 Mięsień trójgłowy ramienia w górnej części ramienia. Używany jest do prostowania ręki.
5 Mięsień najszerszy grzbietu biegnie od środka klatki piersiowej do lędźwi. Używany jest do odciągnięcia i opuszczenia ramion i wyprostowania ciała.

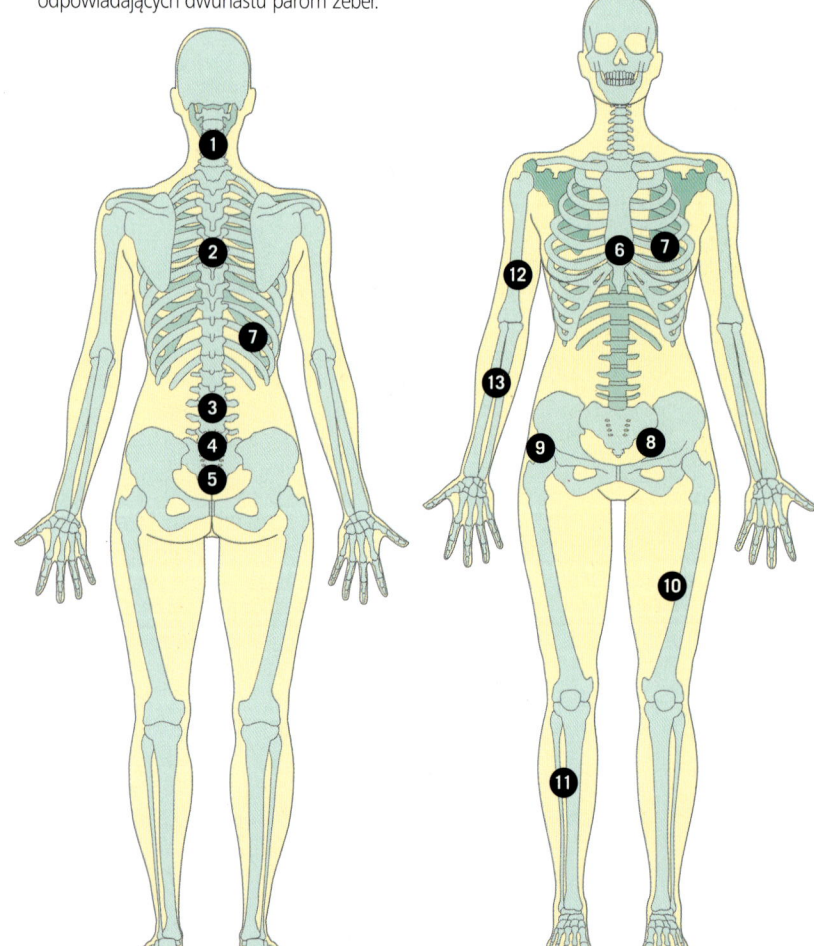

6 Mięsień zębaty przedni ściąga łopatki ku żebrom.

7 Mięsień prostownik grzbietu (nie pokazany) to grupa mięśni po obu stronach kręgosłupa. Używane są do utrzymania kręgosłupa w pionie. Wraz z mięśniami brzucha mięsień wielodzielny w obszarze lędźwiowo-krzyżowym odgrywa niezbędna rolę w utrzymaniu równowagi rdzenia.

8 Mięsień biodrowo-lędźwiowy (nie pokazany) to głęboko położony mięsień z boku talii. Używany jest głównie do skrętoskłonów.

9 Mięsień pośladkowy wielki to główny z grupy mięśni pośladkowych. Używany do biegania, skakania i wspinania się.

10 Mięsień półścięgnisty to grupa trzech mięśni biegnących wzdłuż tylnej części uda. Używane są do zginania nogi w kolanie i unoszenia uda wstecz w kierunku od ciała.

11 Mięsień brzuchaty łydki to główny mięsień w łydce, biegnący wzdłuż tylnej części łydki. Używany jest do napinania stopy.

12 Mięśnie piersiowe sprowadzają rękę ku ciału. Używane są do obrotów ręką i napinania oraz stabilizacji ramion.

13 Mięsień dwugłowy ramienia mieści się w górnej części ręki. Używany jest do zginania łokcia.

14 Mięsień prosty brzucha zwany też „sześciopakiem" biegnie środkiem wzdłuż brzucha. Używany jest do skłonów tułowia, podciągania dolnych kończyn ku klatce piersiowej. Pomaga utrzymać prostą sylwetkę, współpracuje z głębszym mięśniem poprzecznym brzucha (nie pokazany) i z mięśniami skośnymi brzucha.

15 Mięśnie skośne brzucha zewnętrzne to mięśnie biegnące ukośnie po bokach tułowia. Używane są do skrętów i skłonów tułowia, współpracują z głębszymi mięśniami skośnymi wewnętrznymi (nie pokazane) i z mięśniem prostym brzucha. Ważne przy stabilizacji rdzenia.

16 Mięsień lędźwiowy (nie pokazany) lub „napinacz bioder". To dwa głębokie mięśnie biegnące od przodu uda, przez miednicę do obszaru lędźwiowego kręgosłupa. Używany jest do napinania uda. Ważny w stabilizacji miednicy.

17 Przywodziciel wielki to grupa czterech mięśni uda. Używane są do przesuwania nogi do wewnątrz.

18 Mięsień czworogłowy uda to jeden mięsień o czterech głowach, biegnący wzdłuż przedniej części uda. Używany, w przeciwieństwie do mięśnia półścięgnistego, do rozprostowywania kolana. Wpływa też na staw biodrowy, podnosząc udo ku biodru.

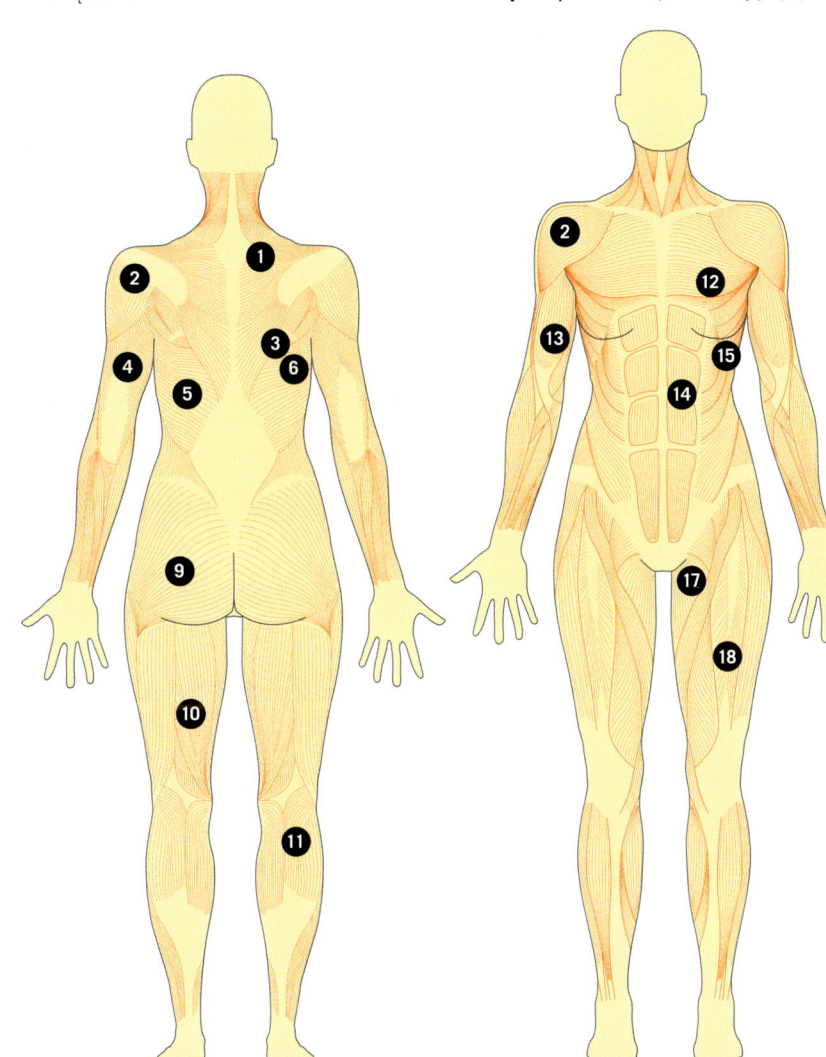

stabilizacja rdzenia

Stabilizacja rdzenia jest kluczem do Pilates. Trzeba umocnić tułów, swój „środek", aby wydajniej się poruszać. Kiedy twój środek jest silny, masz lepszą równowagę, a to w dużym stopniu wpływa na resztę twojego ciała.

Przy wykonywaniu ćwiczeń stabilizujących wytwarzamy „pas mocy", „elektrownię", wokół tułowia w celu zabezpieczenia kręgosłupa i narządów wewnętrznych. Ów pas można wykorzystać do kontroli kończyn, cały czas chroniąc kręgosłup.

Wielu z nas wykonuje ćwiczenia, nie zastanawiając się nad początkiem wykonywanych ruchów. W rezultacie poruszamy się źle, co naraża nas na nadwerężenie mięśni lub poważniejsze urazy. Pilates pokaże ci, jak uruchomić „elektrownię" na początku każdego ruchu. Każde ćwiczenie rozpoczyna się od umocnienia środka, przed uruchomieniem innych mięśni. W ten sposób uczymy się wyprowadzać ruchy ze środka. Ta skuteczna technika:

- ✓ poprawi twoją postawę i ułożenie ciała
- ✓ radykalnie złagodzi bóle krzyża
- ✓ wzmocni i będzie chronić twoje ciało przez całe życie

mięśnie „elektrowni"

Joseph Pilates opisał ten obszar jako leżący między podstawą żeber a górą miednicy, lecz obecnie określenie odnosi się do strefy między niższą częścią klatki piersiowej a dnem miednicy. Mięśnie brzucha otaczają i podtrzymują dolną część tułowia i łączą miednicę z żebrami. Najważniejsze mięśnie brzucha (patrz na rysunek po prawej) tworzą gorset, który usztywnia kręgosłup, chroni narządy wewnętrzne i umożliwia wykonywanie skłonów i skrętów.

Najłatwiej uruchomić **mięsień prosty brzucha**, ale powinien on być kontrolowany przez głębsze mięśnie brzucha, **mięsień poprzeczny i wewnętrzne i zewnętrzne mięśnie skośne.** Te mięśnie są zazwyczaj najsłabsze i często omijane podczas robienia brzuszków w siłowni. Z tego powodu ćwiczenia zaczniemy od wewnątrz, najpierw głębsze warstwy mięśni, a potem powierzchowne. Głębsze mięśnie można uruchomić tylko poprzez odpowiednie oddychanie i dla tego spełnia ono tak ważną rolę w Pilates. Umocnienie wszystkich mięśni brzucha, nie tylko mięśnia prostego, będzie miało duży wpływ na osiągnięcie płaskiego, twardego brzucha.

Inne mięśnie także odgrywają ważną rolę w stabilizacji rdzenia. Są nimi między innymi mięśnie pleców, pośladków, bioder, a nawet dna miednicy. Współpracują z mięśniami brzucha, usztywniając rdzeń. Pilates wzmocni każdy z nich i nauczy was używać ich odpowiednio podczas poruszania się.

mięśnie brzucha

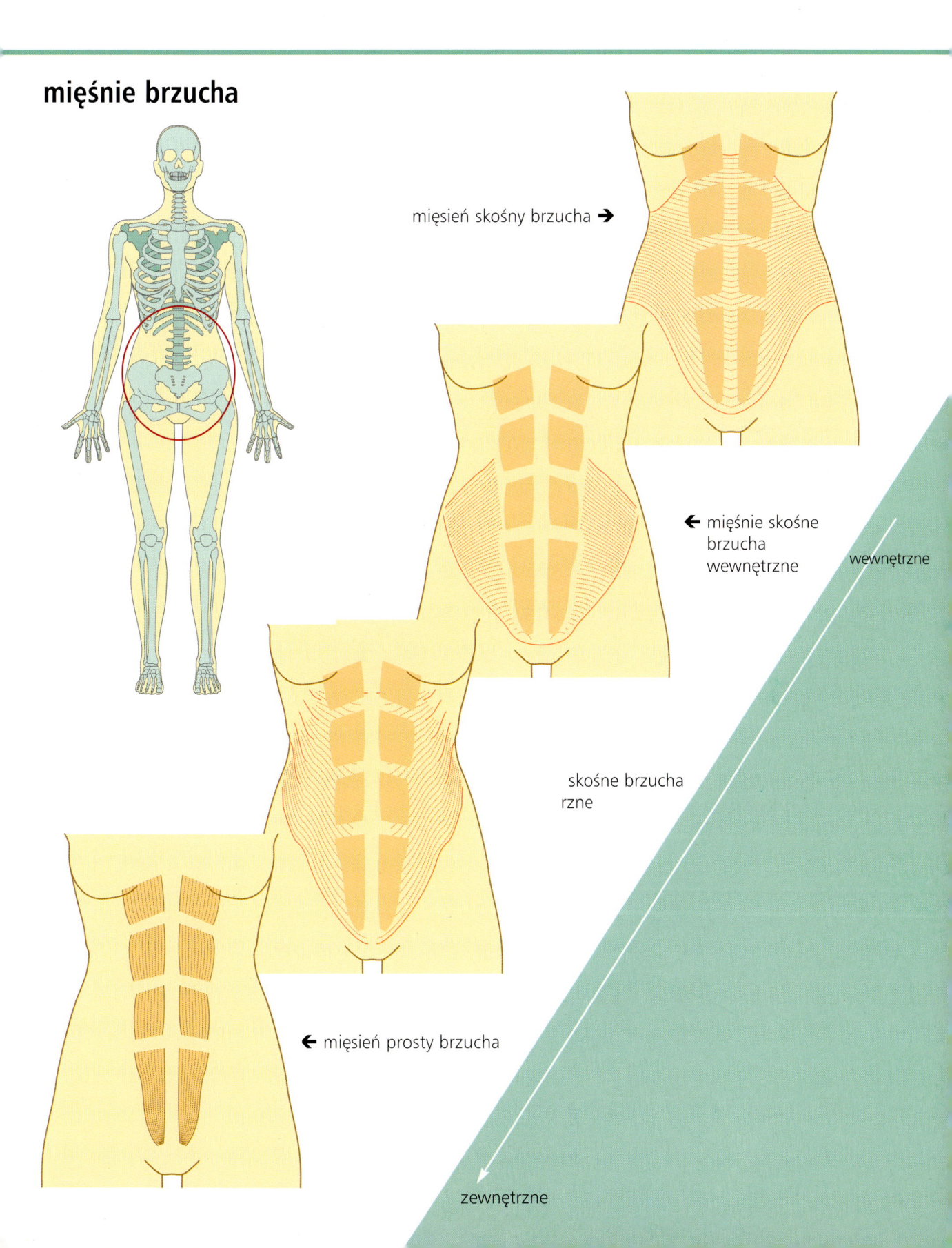

mięsień skośny brzucha →

← mięśnie skośne brzucha wewnętrzne

wewnętrzne

skośne brzucha rzne

← mięsień prosty brzucha

zewnętrzne

stabilizacja ramion

Często się zdarza, że nadużywamy, lub używamy niepoprawnie, głębokich mięśni ramienia, co prowadzi do zesztywniałych, bolesnych ramion oraz chronicznych bólów szyi i głowy. Odpowiednia stabilizacja ramion pomoże zredukować te dolegliwości.

jak ustabilizować ramiona

Stabilne ułożenie łopatek pozwala nam swobodnie wyciągać i podnosić ręce. W całej książce znajdziesz instrukcje, by ustabilizować ramiona lub przesunąć w dół łopatki. By tego dokonać, wyobraź sobie, że ściągasz łopatki w dół w kierunku bioder lub że przesuwacie pachy w dół ku biodrom. Nie pozwól łopatkom cofnąć się podczas wykonywania tego ruchu. Łopatki nie mogą wystawać, ani rozchodzić się. Przesuwając je w dół, wyobraź sobie, że lekko zaokrąglasz je do przodu, ku klatce piersiowej. To niepozorny, ale bardzo ważny ruch.

Kiedy podczas ćwiczeń napotykamy trudny ruch, od razu spinamy ramiona. Zamiast pozwalać na to, powinieneś świadomie rozluźnić barki podczas wszystkich ruchów, przesuwając łopatki w dół.

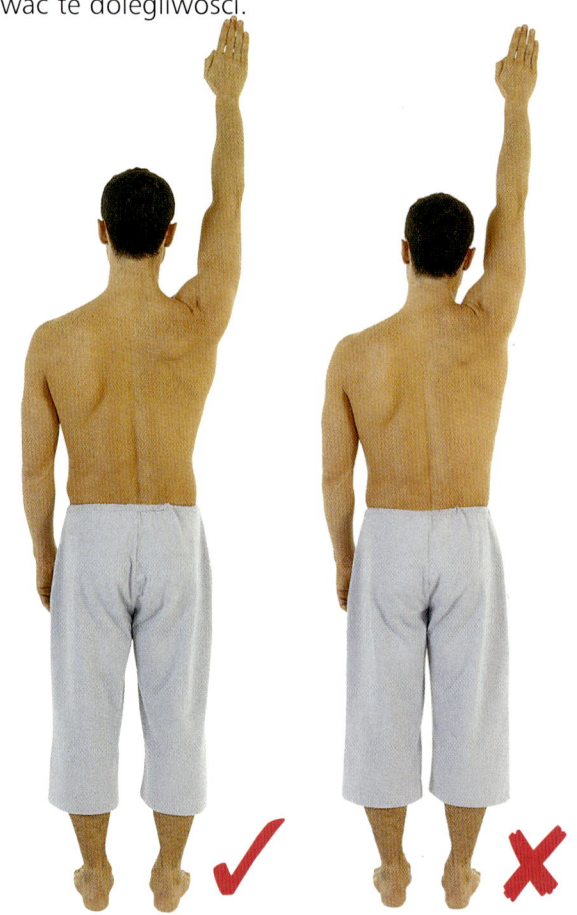

1 Stań przed lustrem i powoli unieść rękę do góry. Następnie powoli opuść wyprostowaną rękę.

2 Zbadaj ten ruch. Czy przy podnoszeniu ręki nad głowę był odstęp między ramieniem a uchem? (patrz na zdjęcie u góry po lewej) Czy też twoje ramię przesunęło się w stronę ucha, napinając się?

3 Spróbuj jeszcze raz podnieść rękę i tym razem najpierw skup się nad łagodnym przesunięciem łopatki w dół. To zwiększy odległość między ramieniem a uchem i nie napnie ramienia. Jeżeli nie możesz ruszyć ręki nie ruszając ramienia, twój staw nie pracuje prawidłowo. Pilates pomoże go rozruszać.

dno miednicy

Mięśnie dna miednicy to grupa mięśni podtrzymujących narządy wewnętrzne i łącząca z resztą tułowia. Odgrywają ważną rolę w stabilizacji rdzenia i współpracują z klatką piersiową, wpływając na oddychanie.

Podobnie jak ze wszystkimi mięśniami, jeżeli nie używamy mięśni dna miednicy, słabną, co przyczynia się do powstawania problemów. Jeżeli dno miednicy traci elastyczność i sprężystość, nasza sylwetka się zapada, brzuch wychodzi, a mięśnie odbytu, pęcherza i u kobiet pochwy słabną. Osłabione dno miednicy prowadzi do bólów pleców i nietrzymania moczu (szczególnie u kobiet po porodzie).

mięśnie dna miednicy (widok z góry) ↓

Ponieważ zewnętrzne mięśnie dna miednicy otaczają narządy płciowe, wzmocnienie ich pomaga w utrzymaniu libido. Pracując nad mięśniami dna miednicy poprawicie swoje współżycie seksualne.

Pomocnym jest zaangażowanie dna miednicy prz oddychaniu bocznym (patrz strona 23).

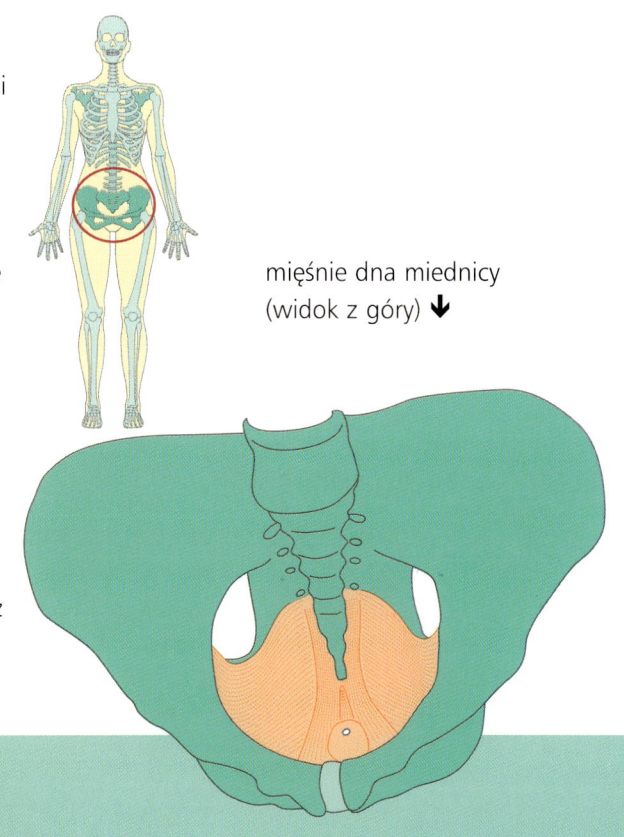

jak znaleźć dno miednicy

Najłatwiejszym sposobem na zlokalizowanie dna miednicy, dla mężczyzn i dla kobiet, jest wstrzymanie na krótko strumienia moczu podczas wydalania. Mięsień, który wówczas poczujesz, to właśnie dno miednicy. Możesz powtórzyć czynność parę razy, by dokładnie określić położenie mięśnia, ale nie zbyt często, ponieważ na dłuższą metę wstrzymywanie moczu może być szkodliwe dla pęcherza.

- naucz się angażować mięśnie dna miednicy przy wstawaniu, siadaniu i leżeniu.
- ćwicz delikatne napinanie i rozluźnianie mięśni dna miednicy, by móc bez problemu je zlokalizować. Kobietom zazwyczaj najłatwiej je odszukać wyobrażając sobie, że wciągają wodę przez pochwę.

Mężczyźni unoszą cewki moczowe i wystarczy im tylko przypomnieć sobie uczucie przy wchodzeniu do zimnej wody. Odtworzenie tego „uniesienia" angażuje mięśnie dna miednicy. Pamiętaj, by przy unoszeniu nie używać mięśni pośladków.

oddychanie

Źle oddychając, nie pobieramy wystarczająco dużej ilości tlenu, nasza klatka piersiowa staje się sztywna i nie elastyczna, co prowadzi do różnych dolegliwości. Oddychając poprawnie, dotleniamy krew, wydalamy toksyny i poprawiamy krążenie.

Można źle oddychać na wiele sposobów. Niektórzy oddychają, używając górnej części klatki piersiowej, ich wdechy są krótkie i płytkie, ściskają gardło i szyję, podnoszą ramiona i żebra z każdym oddechem. To dla ciała wyjątkowo męczące. Taki objaw towarzyszy astmie. Inni używają przepony, przy każdym oddechu napełniając brzuch.

oddychanie boczne

W Pilates stosujemy technikę zwaną oddychaniem bocznym, ponieważ przyczynia się ona do stabilizacji rdzenia. Oddychając bocznie, rozszerzamy klatkę piersiową z każdym oddechem, wpuszczając powietrze w jej boki i tył. To stymuluje mięśnie między żebrami, umożliwiając ich rozszerzenie i czyniąc górną część tułowia bardziej elastyczną.

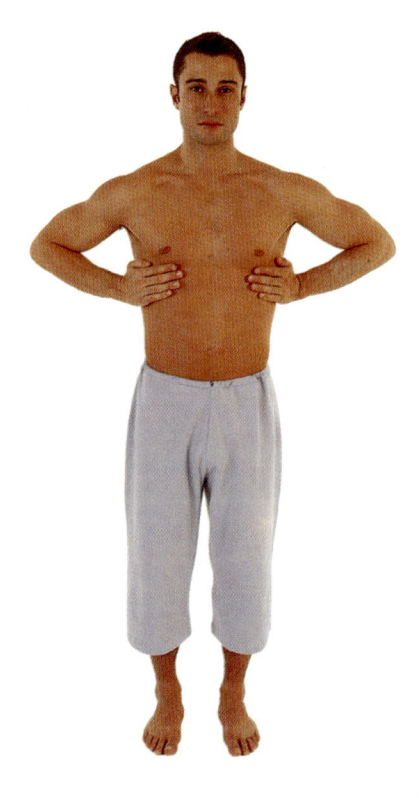

1 Połóż ręce po obu stronach klatki piersiowej. Powoli i delikatnie nabierz powietrza przez nos, pozwalając klatce piersiowej się rozszerzyć na boki, wpasowując się w twoje dłonie, podczas gdy ty starasz się napełnić jej boki i tył powietrzem. Nie rób nic na siłę, z początku twoja klatka piersiowa może wykonywać niewielki ruch.

2 Wypuść powietrze powoli przez usta, trzymając wargi i szczękę luźno, tak, żeby usta nie były ściągnięte, a szczęka nie była zaciśnięta.

3 Zaczerpnij w ten sposób 6-10 oddechów.

4 Powtórz oddechy następne 6-10 razy, tym razem trzymając ręce wzdłuż ciała.

Przyzwyczajenie się do oddychania bocznego może zająć trochę czasu, szczególnie jeżeli masz napięte plecy. Ćwicząc wytrwale, nabierzesz wprawy.

ważna wskazówka

Sposób oddychania opisany w tej książce jest podstawowym sposobem Pilates. Ponieważ trenujesz w domu bez instruktora, przedstawiliśmy najprostszą jego wersję. Jeżeli wydaje ci się, że masz złe nawyki w oddychaniu i nie możesz opanować oddychania bocznego nawet po wielu usilnych próbach, warto by zapisać się na prywatną lekcję Pilates z instruktorem, który by cię tego nauczył.

wprowadzenie 23

wciąganie mięśni brzucha

Oddychając bocznie używamy też mięśni brzucha i dna miednicy przy naszych ruchach, przyczyniając się do jeszcze większej stabilizacji rdzenia.

Ten sposób oddychania może wydać się z początku dziwny, ale nie poddawaj się. Możesz zauważyć najpierw, że wciągasz powietrze także do górnej części klatki piersiowej i brzucha. Na razie nie przejmuj się tym - jeżeli twoja klatka piersiowa jest sztywna i nie elastyczna, musi upłynąć trochę czasu, zanim się rozluźni. Postaraj się oddychać bocznie i wciągać mięśnie brzucha, kiedy stoisz, siedzisz lub nawet leżysz. To wzmocni głębokie mięśnie brzucha, które prawdopodobnie nie są wystarczająco używane. Te mięśnie pomogą ci spłaszczyć brzuch i zapobiec bólom krzyża.

Jeśli masz trudności z lokalizacją mięśni dna miednicy lub nie możesz ich uaktywnić bez napinania pośladków, to pomiń je na razie i skup się na poprawnym wciąganiu mięśni brzucha przy każdym wydechu. Do mięśni dna miednicy można wrócić, gdy zdobędziesz więcej doświadczenia.

1 Połóż się na plecach, z kolanami ugiętymi pod kątem 90°, a stopami i kolanami rozstawionymi na szerokość bioder. Połóż ręce wzdłuż ciała. Wciągnij powietrze powoli przez nos, napełniając boki i tył klatki piersiowej. Pozostań tak przez chwilę.

2 Zacznij powoli wypuszczać powietrze ustami i delikatnie pracuj mięśniami dna miednicy. Wydychając, poczuj, jak dolna część brzucha zapada się ku podłodze. Dalej wydychając, pozwól brzuchowi zapaść się trochę głębiej przez wciągnięcie dolnych mięśni brzucha. Brzuch zrobi się wklęsły. Nie usztywniaj mięśni brzucha, tylko opuść je powoli w dół, nie poruszając kręgosłupem. Pozostań tak przez chwilę.

3 Delikatnie wciągnij powietrze przez nos do boków i tyłu klatki piersiowej. Zatrzymaj je przez chwilę i powtórz wydech jak wyżej.

Zrób 6 - 10 pełnych oddechów.

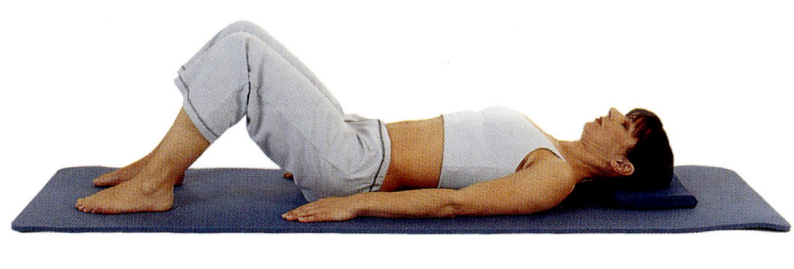

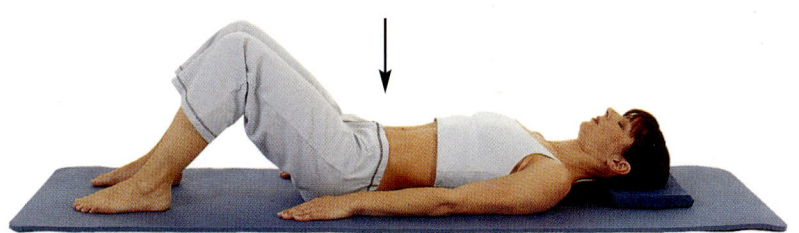

kręgosłup neutralny

Większość ćwiczeń w tej książce wykonywana jest w pozycji zwanej „kręgosłupem neutralnym".

Odnosi się to do naturalnych kształtów pleców i zazwyczaj jest najlepszą pozycja dla

kręgosłupa, ponieważ nie kładzie na niego nacisku i w związku z czym chroni plecy.

szukając kręgosłupa neutralnego

Kręgosłup neutralny pozwala na uzyskanie lepszej postawy ciała i na lepsze zrównoważenie mięśni. Zapewnia także prawidłową pracę mięśni brzucha. Dla każdego jest to inna postawa, dlatego osiągnięcie jej będzie wymagać praktyki.

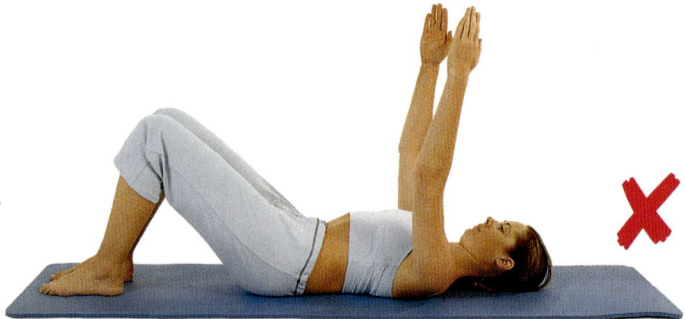

✗ Połóż się z ugiętymi kolanami. Jeśli uniesiesz miednicę (poprzez uniesienie kości łonowej w kierunku sufitu), stracisz naturalną krzywiznę kręgosłupa w miarę spłaszczania pleców i unoszenia kości ogonowej.

✗ Jeśli inaczej ustawiasz miednicę (poprzez dociskanie kości łonowej do podłogi), twoje plecy unoszą się.

✓ Pozycja kręgosłupa neutralnego jest czymś pomiędzy tymi dwoma pozycjami. Miednica jest zrównoważona, tak że dolny odcinek kręgosłupa poniżej talii nie jest do końca zgięty poprzez przyciskanie pleców do podłogi. Także plecy nie są zbyt uniesione, pozostawiając sporą przerwę między nimi a podłogą.

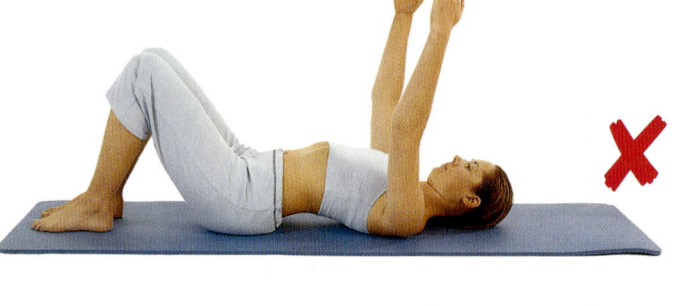

W tej pozycji twoja kość ogonowa pozostaje na podłodze i rozciąga się, a kość łonowa i biodra znajdują się w tej samej linii. U każdego będzie wyglądać to nieco inaczej, ale zawsze trzeba zostawić między talią a podłogą taką przerwę, żeby można było wsunąć pod talię płasko ułożoną dłoń.

W ćwiczeniach Pilates można osiągnąć kręgosłup neutralny kiedy stoisz, siedzisz lub leżysz ze stopami na podłodze. Jeśli stopy są uniesione nad matę, zmienia się tę pozycję i można pozwolić dolnej partii pleców podeprzeć się pomocniczo o podłogę.

rozruszanie kręgosłupa

Kręgosłup składa się z 24 małych kości (kręgów) oraz z kości krzyżowej i ogonowej. Kości kręgosłupa podtrzymują tułów i chronią rdzeń kręgowy. Pozwalają też na poruszanie się. Elastyczny kręgosłup pozwala ci się skręcać swobodnie w różne strony.

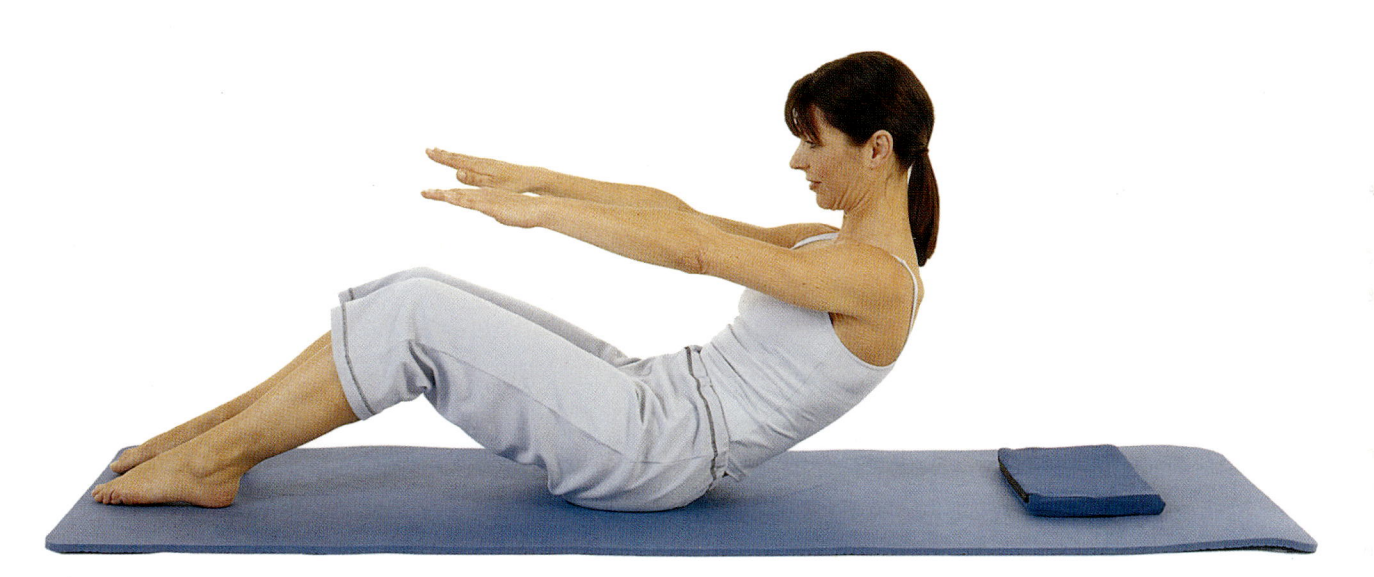

By uelastycznić kręgosłup, musisz go rozciągnąć i wyrównać. Trzeba też go wzmocnić, by poprawić postawę. Wiele ćwiczeń Pilates pracuje na rozprostowaniem i uelastycznieniem kręgosłupa. W wielu z nich znajdziesz zwroty takie, jak „rozwiń kręgosłup", „zwiń kręgosłup" czy „oderwij kręgosłup od maty kręg po kręgu". Chodzi tu o rozruszanie kręgosłupa, aby każda jego część poruszała się osobno.

Zwijając i rozwijając kręgosłup, zauważysz, że niektóre jego części wydają się elastyczne, a inne sztywne i spięte, trudne do oderwania. Powinieneś się skupić właśnie nad tymi trudnymi obszarami, pracując i oddychając powoli, aby je rozluźnić. Przy zwijaniu i rozwijaniu się, wyobraź sobie, że twój kręgosłup przybiera kształt litery C, co pomoże ci go rozruszać, zwiększając jego elastyczność i wzmacniając go.

wyrównanie

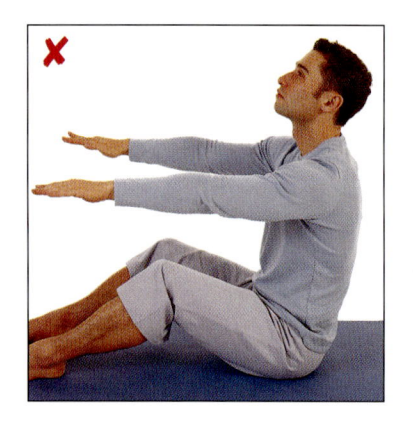

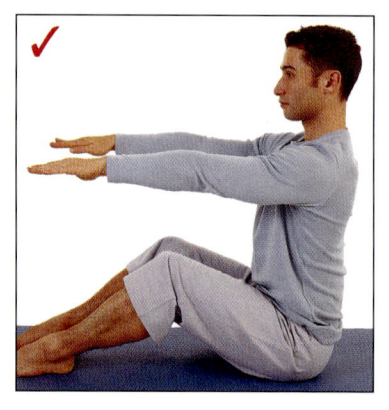

położenie głowy

Ucisk kręgów szyjnych może być przyczyną usztywnienia karku i barków, bólu i krzywej sylwetki. Stojąc czy siedząc, wyobraź sobie siłę ciągnącą cię za czubek głowy i wydłużającą szyję. Jakby ktoś pociągnął w stronę sufitu za sznur, przymocowany to czubka twojej głowy.

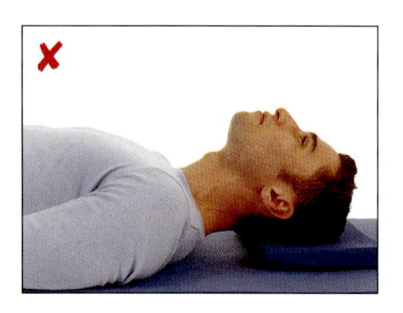

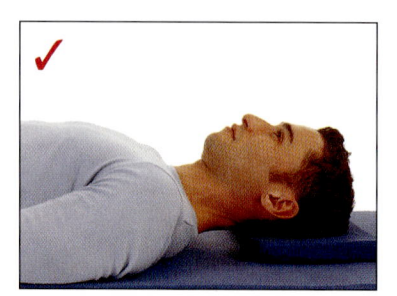

Leżąc na plecach, używaj podgłówka, by delikatnie wyciągnąć szyję. Lekko zbliż podbródek do piersi, pozostawiając przerwę wielkości brzoskwini.

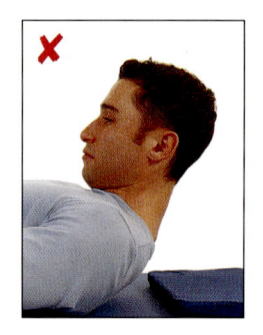

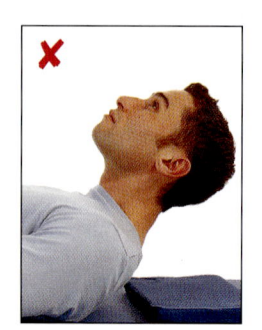

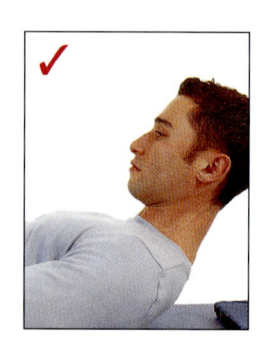

Kiedy unosisz barki ponad matę, ustaw głowę tak, by wydłużyć kark. Głowa powinna się znajdować nad mostkiem, z przerwą wielkości brzoskwini. Podtrzymują cię mięśnie brzucha i klatki piersiowej, więc nie napinaj karku.

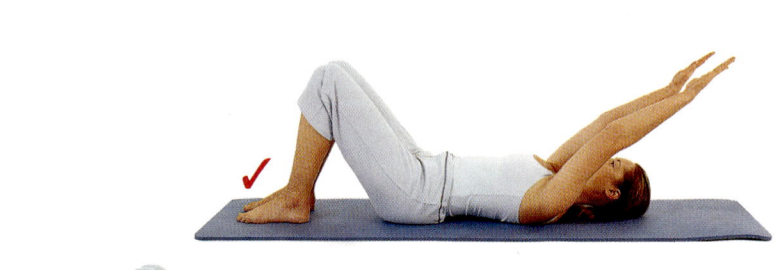

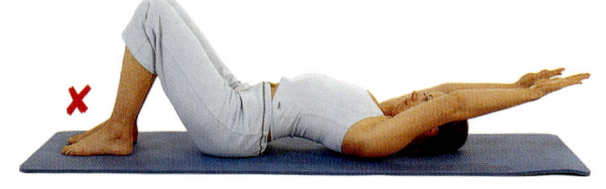

klatka piersiowa

Wypychając żebra do góry, wyginasz krzyż i napinasz barki i kark. Jeżeli zauważysz wystające żebra, skoryguj to, delikatnie przesuwając klatkę piersiową w dół ku biodrom. To wydłuży kręgosłup i zapobiegnie wyginaniu się krzyża.

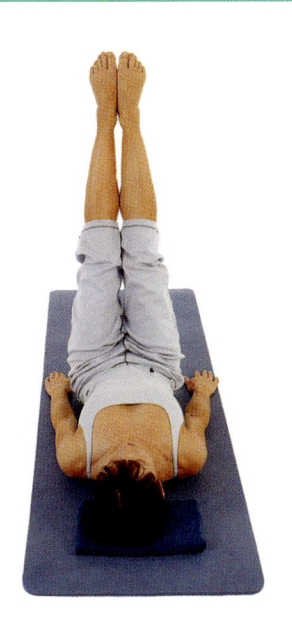

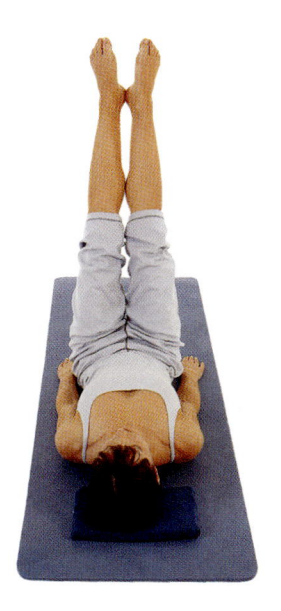

wykręcanie nóg

Czasami będziesz musiał wykręcić nogi. Pozycję tę osiągniesz, wykręcając uda na zewnątrz w stawach biodrowych, tak, by złączyć pięty i delikatnie pracować pośladkami, jakby była między nie włożona moneta. Jeżeli wykonujesz ruch poprawnie, powinieneś też poczuć, jak pracują górne mięśnie wewnątrz ud. Leżąc, postaraj się nie unosić kości ogonowej, ale wydłuż nogi, rozciągając ich mięśnie. Ćwiczenie w tej pozycji zapewnia pracę odpowiednich mięśni w celu ujędrnienia bioder, pośladków i ud oraz stabilizuje dolne części ciała.

przeciwwaga

Mięśnie zazwyczaj pracują parami lub w grupach. Na przykład, kiedy podnosisz rękę i zginasz ją w łokciu, mięsień dwugłowy pracuje z przodu nad wykonaniem zgięcia. By ruch ten umożliwić, mięsień z tyłu ręki (trójgłowy) musi się wyciągnąć.

Inne mięśnie ciała również muszą pracować przy zginaniu ręki, inaczej całe ciało zgięłoby się razem z nią. Te mięśnie to stabilizatory. Kiedy jeden mięsień wyciąga się w stronę od ciała, co najmniej jeden inny musi go przeciwważyć, żebyś się nie przewrócił. Podczas treningów Pilates będziesz musiał się przyzwyczaić do podkreślania tych przeciwważących ruchów.

wyrównanie ciała

Konieczne jest wykonywanie ćwiczeń symetrycznie, żeby rozwój ciała był równomierny. Wyobraź sobie kwadrat w środku tułowia, rozpinający się między ramionami a biodrami. Staraj się utrzymać ten kwadratowy, czasem zwany „pudełkowym", kształt przy wykonywaniu ćwiczeń.

Ludzie często faworyzują jedną stronę ciała. Gdy zdasz sobie z tego sprawę, pozwoli ci to wyrównać ciało, tak, abyś nie przechylał się zbytnio ani w jedną ani w drugą stronę w czasie ćwiczeń.

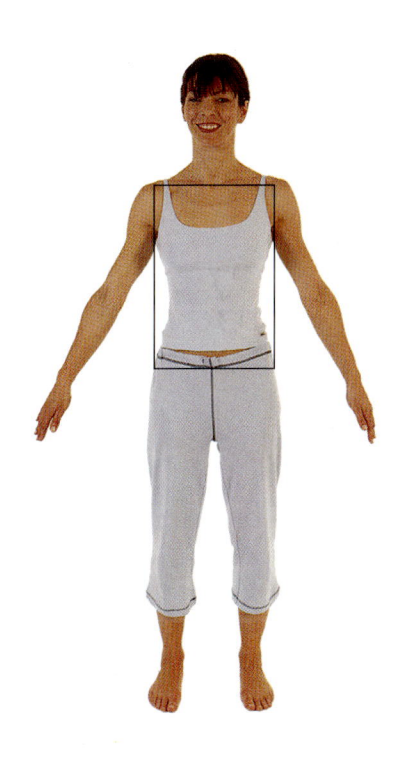

tydzień przygotowawczy

Nie śpiesz się z rozpoczęciem programu Pilates. Najlepiej zacząć od podstaw. Dlatego też przeczytaj parokrotnie „Wprowadzenie" i przećwicz te podstawy (patrz obok). Nie martw się, jeżeli nie zrozumiesz wszystkiego od razu. Wraz z rozpoczęciem Pilates wszystko się wyjaśni.

Tydzień przed rozpoczęciem Pilates, wypróbuj oddychania bocznego (patrz strona 22) i wciągania mięśni brzucha (strona 23). Rób 10 pełnych cykli oddechów (wdech i wydech to jeden cykl) trzy razy dziennie. Robiąc to przez cały tydzień przed rozpoczęciem treningu, wzmocnisz głębokie mięśnie brzucha, tak ważne dla dobrej sylwetki. Wykonując oddechy przed rozpoczęciem treningu znacznie przyspieszysz swoje przyszłe postępy.

czego potrzebujesz?
przestrzeń
Wybierz ciepłe, ciche miejsce, w którym lubisz przebywać i możesz mieć dla siebie trzy razy w tygodniu. Dobrze, jeżeli masz możliwość pozostawienia maty na wierzchu zawsze gotowej. Możesz ustawić kilka świeczek i kwiatów oraz puścić cichą, łagodną muzykę. Stwórz sobie schronienie, w którym będziesz chciał przebywać. Jeżeli jedyną dostępną przestrzenią jest oczyszczone z zabawek dzieci miejsce przed kanapą, to też wystarczy. Urządź to miejsce jak najwygodniej i po prostu zacznij ćwiczyć.

mata
Używaj maty, by chronić kręgosłup. Najlepsza jest mata do Pilates, ale może to też być trochę cieńsza mata do jogi. Obie można kupić w większości sklepów sportowych. Jeżeli nie masz maty, użyj koców lub ręczników na tyle długich, by się na nich położyć. Zbyt miękkie podłoże jest nie odpowiednie, gdyż zakłóca równowagę i utrudnia panowanie nad ruchami.

podgłówek
Do wszystkich ćwiczeń wykonywanych na leżąco przydatny jest podgłówek. Podtrzymuje on głowę, wydłuża szyję, odciąża ramiona i ułatwia poprawne oddychanie. Można też użyć książki, grubości 3 cm i wystarczająco dużej, by wygodnie zmieścić całą głowę. Inny pomysł, to wykonanie własnego podgłówka, wycinając go z kawałka gąbki także grubości 3 cm. Bardziej doświadczeni praktycy Pilates nie potrzebują podgłówka, ale dla początkujących, przy pierwszych trzydziestu lekcjach jest bardzo pomocny.

częstotliwość
Trenuj trzy razy w tygodniu, z jednodniowymi odstępami, by ciało mogło odpocząć. Staraj się trzymać stałego planu, typu poniedziałek-środa-piątek czy wtorek-czwartek-niedziela. Im szybciej opracujesz rutynę, tym wcześniej Pilates stanie się nawykiem na całe życie. Jeżeli opuścisz jeden dzień, odrób go, nawet, jeżeli oznacza to ćwiczenie dwa dni z rzędu, byś zaliczył według planu trzy sesje w tygodniu.

podtrzymanie motywacji
Jeżeli w dniu ćwiczeń nie masz na nie ochoty, zawrzyj ze sobą umowę, że położysz się na macie i wykonasz tylko jedno ćwiczenie.
Jeżeli po jego wykonaniu nadal nie masz ochoty na dalszy trening, odłóż go na inny dzień. Najprawdopodobniej po pierwszym ćwiczeniu poczujesz się tak dobrze, że nie będziesz chciał przestać.

podstawy do przećwiczenia przed rozpoczęciem

uwaga
odczekaj przynajmniej godzinę po jedzeniu, zanim zaczniesz wykonywać ćwiczenia.

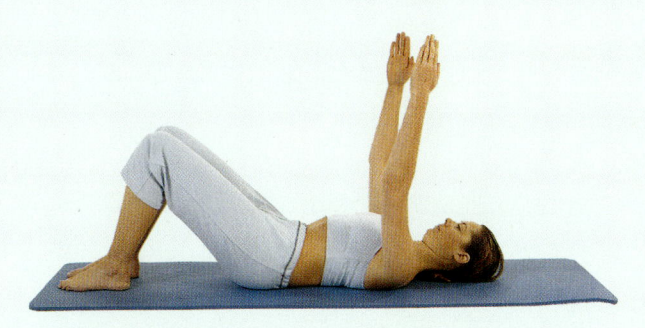

- ułóż kręgosłup w pozycji neutralnej (strona 24)
- zlokalizuj dno miednicy (strona 21)
- przećwicz oddychanie boczne (strona 22) 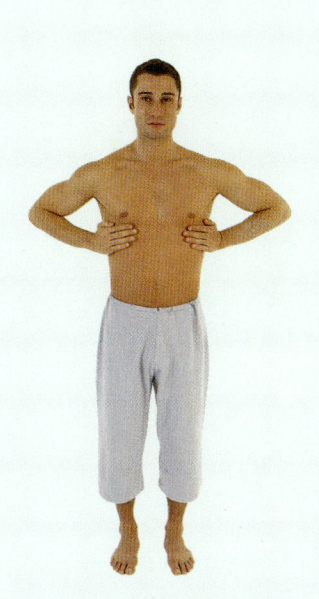
- przećwicz wciąganie mięśni brzucha (strona 23) 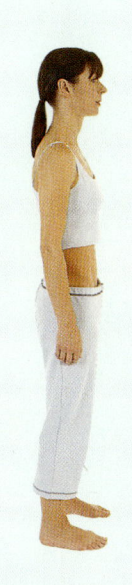
- sprawdź stabilizację ramion (strona 20) 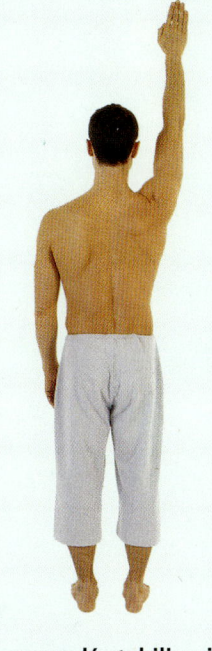
- przećwicz pozycję stojącą (strona 15)
- naucz się wydłużać kark (strona 26)

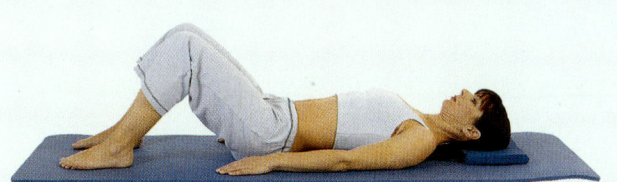

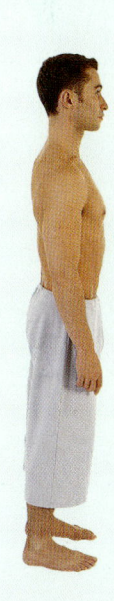

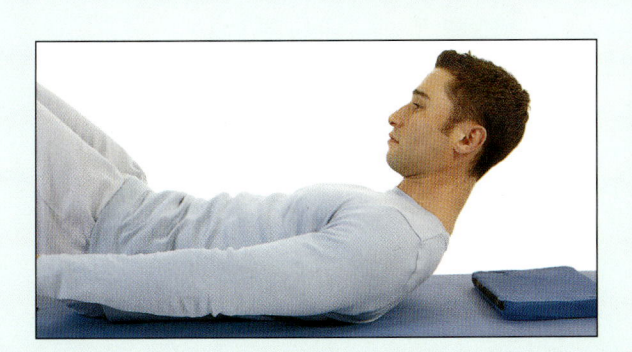

podążanie za programem

Pełen program zajęć to trzydzieści lekcji Pilates. Każdy powinien zacząć od pierwszego poziomu i przejść przez wszystkie trzy poziomy, wykonując ćwiczenia w danej kolejności. Program zawiera ćwiczenia dla początkujących i średnio zaawansowanych, które mogą być dostosowane do indywidualnych potrzeb.

wykonywanie ćwiczeń

Każde ciało jest inne. Zaobserwujesz, że niektóre ćwiczenia są dla ciebie większym wyzwaniem niż inne. Nie przejmuj się, to nie zawody. Pracuj we własnym tempie, przechodząc do następnego punktu tylko wtedy, gdy twoje ciało jest na to gotowe. Wykonując ćwiczenie po raz pierwszy, rób mniejszą liczbę powtórzeń. Dopiero mając pewność, że je opanowałeś, przejdź do ich większej liczby. Nigdy nie powtarzaj ćwiczenia więcej razy, niż jest zalecane. To trochę, jak podwajanie dawki lekarstwa, nic dobrego z tego nie wyniknie.

przejścia

Pod koniec każdego ćwiczenia podane są instrukcje przejściowe, umożliwiające gładkie przejście do kolejnego ćwiczenia. Wraz z rozbudową treningów, staraj się włączyć do nich przejścia. Z czasem twój trening powinien stać się płynny, bez żadnych przerw między ćwiczeniami. Nada mu to cechy medytacji.

modyfikacje

Modyfikacje są podane po to, by zmniejszyć lub zwiększyć intensywność ruchów, dostosowując je do twoich potrzeb. Zawsze je czytaj i oceń, czy odnoszą się do ciebie. Rób to, zanim przystąpisz do głównej, bardziej tradycyjnej wersji ćwiczenia.

Nie przemęczaj swojego ciała. Aby uzyskać rezultaty, ćwiczenia muszą być wykonywane poprawnie, bez nadwerężania ciała. Różne aspekty ćwiczenia mogą okazać się dla ciebie wyzwaniem - np. siła mięśni wymagana do jego wykonania, elastyczność, ułożenie ciała, stabilizacja czy wytrzymałość.

urazy

Dla ćwiczących z urazami załączyliśmy **wskazówki** oznaczone słowem „uwaga". Ćwiczenia są odpowiednie dla dorosłych w każdym wieku, ogólnie sprawnych, bez urazów czy schorzeń. **Wskazówki** te są bardzo ogólne i nie obejmują wszystkich przypadków. Jeżeli masz jakiś uraz czy cierpisz na jakąś chorobę lub masz jakiekolwiek wątpliwości, co do stosowności któregokolwiek z ćwiczeń, skonsultuj się z lekarzem i wykwalifikowanym instruktorem.

Pilates może być bardzo skuteczny przy rehabilitacji i niektórych schorzeniach, ale tylko pod nadzorem lekarza i instruktora. Zaczerpnij informacji u specjalisty na temat, które ćwiczenia w tej książce są odpowiednie dla ciebie.

Kiedy poczujesz, że ćwiczenie nadweręża jakąś część twojego ciała, przestań je wykonywać i sprawdź, czy wykonujesz je poprawnie. Jeżeli przy ponownym podejściu i zastosowaniu modyfikacji, dalej czujesz napięcie, pomiń je. Gdy staniesz się silniejszy i bardziej elastyczny, spróbuj jeszcze raz. Pamiętaj, że nie wszystkie ćwiczenia mogą być odpowiednie dla twojego ciała. Naucz się w nie wsłuchiwać i robić to, co jest dla niego odpowiednie.

słuchaj swojego ciała

Pilates nigdy nie powinien sprawiać bólu. Ćwiczenie może być trudne do wykonania, ale nigdy bolesne czy obciążające.

plecy
Jeżeli nie cierpisz na żadne dolegliwości, a mimo to czujesz ból w plecach, oznacza to, że prawdopodobnie nie naciągasz mięśni brzucha, by chroniły kręgosłup. Być może nie są one jeszcze wystarczająco silne, by go podtrzymywać. Wypróbuj zmodyfikowaną wersję ćwiczenia lub zmniejsz ilość powtórzeń, aż twoje mięśnie się wzmocnią. Jeżeli to konieczne, opuść na razie to ćwiczenie. Ćwiczenia wykonywane przy płaskim leżeniu na ziemi, z kręgosłupem podpieranym przez podłogę, są uważane za najbezpieczniejsze dla pleców.

Ćwiczenia stawiające największe wyzwanie dla pleców to te zakładające ruchy zwijające, wyginające i skręcające.

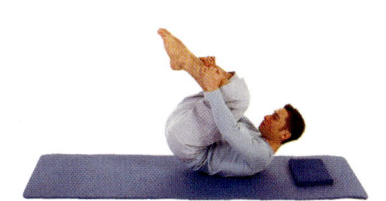

szyja
Osoby ze słabym karkiem powinny uważać. Pamiętaj o unoszeniu się, używając mięśni brzucha, nie szyi. Jeżeli doznasz bólu szyi przy unoszeniu głowy, oprzyj ją na podgłówku między powtórzeniami lub wcale nie unoś jej z podłogi. Może ci być wygodniej ćwiczyć z poduszką do czasu, aż mięśnie szyi wzmocnią się.

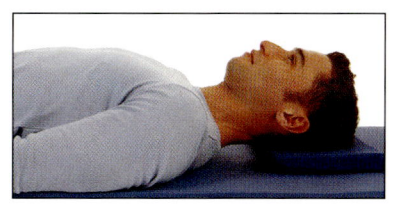

barki, łokcie i nadgarstki
Jeżeli masz słabe nadgarstki, łokcie czy barki, uważaj przy ćwiczeniach skupiających wagę ciała na górnych kończynach. Szczególnie w przypadku barków i łokci, ogranicz pole ruchów i pracuj powoli.

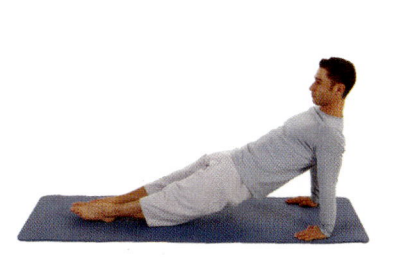

kolana i kostki
Jeżeli masz słabe kolana lub kostki, uważaj przy ćwiczeniach skupiających wagę ciała na dolnych kończynach, jak na przykład te wykonywane w pozycji klęczącej. Staraj się nie za bardzo rozprostowywać i uginać kolan. Bóle kolan mogą być spowodowane złym ustawieniem nóg i stóp, więc skup się nad ułożeniem ciała. Nie usztywniaj kolan.

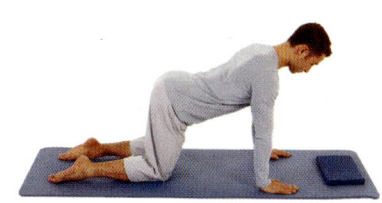

biodra
Jeżeli przy unoszeniu jednej lub obu nóg odczuwasz ból w biodrach, a nie masz żadnego urazu, spróbuj ugiąć nogę lekko w kolanie.

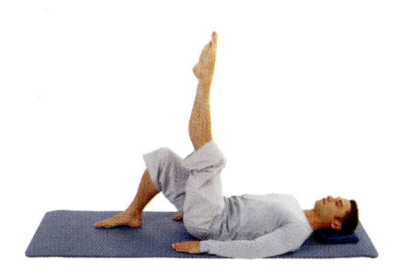

samoocena

Przy każdym ćwiczeniu musisz kontrolować poszczególne ruchy. To właśnie precyzja Pilates odmieni twoje ciało i życie.

przechylenie miednicy dla początkujących

Przed rozpoczęciem programu Pilates, wykonaj powoli następujące ćwiczenie, po czym przeprowadź samoocenę swojego ciała (patrz obok).

Jeżeli masz trudności z wykonaniem ćwiczenia, czujesz napięcie w plecach, barkach, klatce piersiowej czy szyi, nie unoś się zbyt wysoko nad podłogę, aż staniesz się silniejszy.

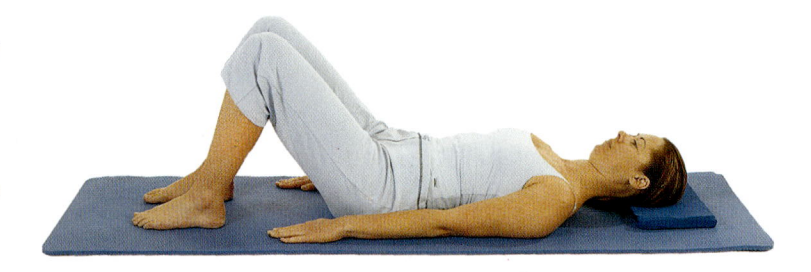

1 Połóż się na plecach, ugnij kolana pod kątem 90°, ustaw stopy równolegle do siebie na szerokość bioder. Ręce ułóż wzdłuż ciała, dłońmi w dół. Umieść głowę na podgłówku i lekko opuść brodę, aby wydłużyć kark (patrz strona 26). Oddychaj bocznie (patrz strona 22), wdychając powietrze powoli i delikatnie przez nos.

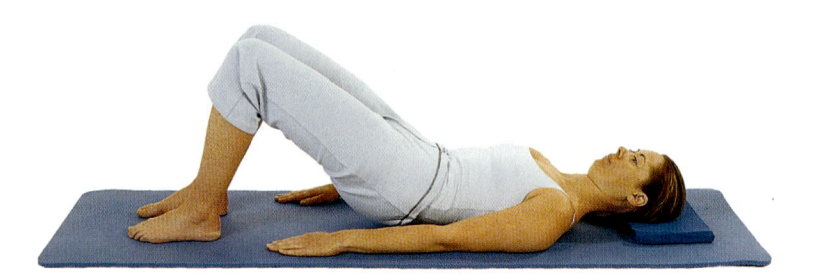

2 Wypuść powietrze, pracując dnem miednicy i wciągając mięśnie brzucha (patrz strona 23). Jednocześnie unieś kręgosłup z maty kręg po kręgu (patrz strona 25) tak, by twoje biodra zaokrągliły się ku sufitowi. Wciśnij stopy w podłogę, wyginając ciało, cały czas używając mięśni brzucha.

uwaga
jeżeli masz problemy z plecami, wykonuj ćwiczenia, pod nadzorem

wskazówki

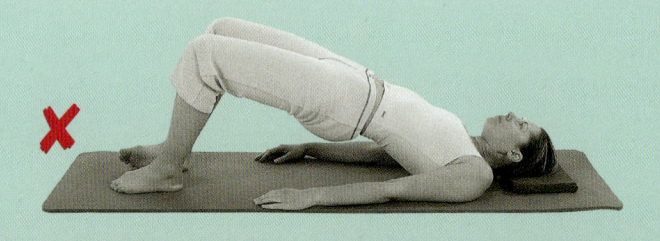

✗ Nie pozwól kolanom zbytnio się od siebie oddalać

✗ Nie napinaj karku, barków ani klatki piersiowej

getting started

analiza ciała

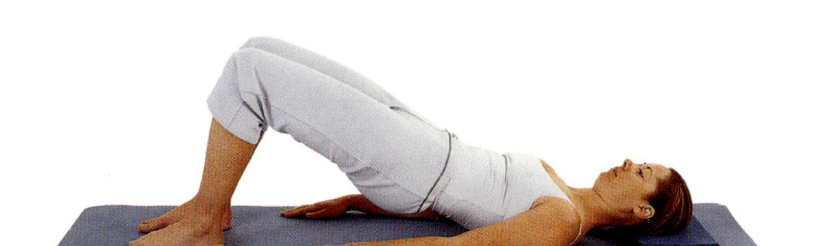

3 Wciągnij powietrze, trzymając ciało nieruchomo.

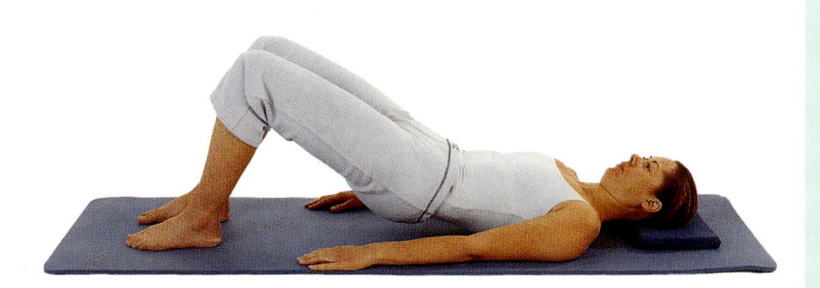

4 Wypuść powietrze, pracując dnem miednicy, wciągając mięśnie brzucha i używając ich do rozwinięcia kręgosłupa, opuszczając go kręg po kręgu. Wyobraź sobie, że kręgosłup wtapia się w matę.

jak było?

Czy ćwiczenie było trudne? Czy musiałeś się bardzo skupić? Jeżeli wykonałeś je poprawnie, to odpowiedź na oba pytania powinna brzmieć „tak". Teraz wykonaj je jeszcze raz, wolniej i dokładniej. Jak było? Co było najtrudniejsze? Ruchy? Oddychanie? Czy ilość szczegółów?

✓ **Przy każdym powtórzeniu staraj się bardziej rozdzielić kręgi.**

✓ **Rozluźnij pośladki i nie wyginaj krzyża**

✓ **Kość ogonową kładź na macie jako ostatnią. Uważaj, by nie opuszczać pośladków na podłogę przed rozwinięciem wszystkich kręgów.**

Powtórz ćwiczenie jeszcze trzy razy. Podczas ruchów zadaj sobie te pytania:

- czy moje stopy są rozstawione na szerokość bioder?

- czy delikatnie pracuję dnem miednicy, nie ściskając pośladków?

- czy przez cały czas wciągam mięśnie brzucha przy zwijaniu i rozwijaniu się?

- czy oddycham poprawnie?

- czy mam stabilne barki?

- czy czuję, jak kręgosłup porusza się kręg po kręgu?

- czy wykonuję ćwiczenie ze wszystkimi szczegółami?

Podczas ćwiczeń najpierw skup się na bezpiecznym i poprawnym ich wykonaniu, dokonując w ich trakcie samooceny. Odwołuj się do „wskazówek", by udoskonalić technikę. Sprawdź, korzystając ze zdjęcia punkt „zła sylwetka", czy nie popadasz w złe nawyki. Wraz z postępami odwołuj się do sześciu zasad Pilates (patrz strony 12-13) i staraj się włączyć je do ćwiczeń.

Z początku będziesz popełniać błędy, ale z czasem zaczniesz naprawdę uprawiać Pilates. Naucz się śledzić każdy szczegół, by móc je udoskonalać.

1

poczuj różnicę

korzyści po dziesięciu sesjach

Już po dziesięciu sesjach Pilates stanowczo poczujesz różnicę:

- będziesz miał lepsze samopoczucie
- poprawi ci się sylwetka - będziesz bardziej wyprostowany, a twój brzuch bardziej napięty
- lepsze oddychanie poprawi twoje krążenie, przemianę materii i koloryt skóry
- odkryjesz, które części twojego ciała są najsłabsze i które powinieneś uelastycznić.
- pierwszy będziesz wiedział, nad czym się skupić. znajdziesz równowagę i ustabilizujesz rdzeń.
- wzmocnisz mięśnie miednicy i ujędrnisz brzuch, nawet, jeżeli nie będzie to jeszcze widoczne. Rozpoczniesz wyprowadzać ruchy ze swojej „elektrowni".
- nauczysz się stabilizacji barków i wydłużenia karku, likwidując napięcie i udoskonalając ruchy ramion i rąk.

- naoliwiając stawy i rozciągając mięśnie zmniejszysz poczucie sztywności. Stres często obniża elastyczność ciała, ponieważ napina mięśnie, ograniczając ruchy stawów. To prowadzi do bólów głowy, pleców, szyi i barków. W pierwszej części programu nauczysz się rozciągać mięśnie, by nie uciskały stawów. Po każdej sesji Pilates poczujesz się rozluźniony i ożywiony.

- połączenie stabilności rdzenia i elastyczności pozwoli ci poruszać się swobodniej. Twoje ruchy staną się bardziej płynne. Wszystko to razem da ci nową radość.

program poziomu pierwszego

Powinieneś już być zaznajomiony z tekstem „Wprowadzenia" i być gotów do rozpoczęcia treningu Pilates na pierwszym poziomie.

Uprawiaj sekwencje pierwszego poziomu trzy razy w tygodniu, najlepiej z jednodniową przerwą między treningami. Uważnie przeczytaj wszystkie instrukcje wraz z „modyfikacjami". Skup się całkowicie nad każdym ćwiczeniem. Ćwiczenia powinny być trudne, ale nie uciążliwe. W przypadku wątpliwości zastosuj wersję zmodyfikowaną. Trzymaj się kolejności podanej w „Tabeli kolejności ćwiczeń" (strony 38-39) i omijaj ćwiczenia tylko, jeżeli masz uraz lub schorzenie, które uniemożliwia ci jego bezpieczne wykonywanie. Jeżeli masz jakiś uraz, zawsze czytaj okienka oznaczone „Uwaga" i wykonuj ćwiczenia, obserwując siebie.

budowa podstaw

Poziom pierwszy jest najważniejszy w nauce Pilates, ponieważ tworzy podstawy, na których budujesz drogę do silnego, elastycznego ciała. Poziom ten może ci się wydawać łatwy, ale nie śpiesz się. Skup się i uważaj. Twoim celem jest zyskanie świadomości własnego ciała, zlokalizowanie mięśni kontrolujących stabilność, opanowanie oddychania bocznego i ogólne wzmocnienie ciała w przygotowaniu na trudniejsze ćwiczenia.

Pamiętaj, by słuchać, co przekazuje ci twoje ciało podczas nowych ćwiczeń. Ćwiczenia pierwszego poziomu są o wiele trudniejsze niż na to wyglądają. Ćwiczenia wykonywane poprawnie zapoznają cię z różnymi grupami mięśni, które z czasem powinieneś być w stanie odizolować, nie poruszając pozostałych. Z początku może ci się wydawać, że nie panujesz nad własnym ciałem. Na przykład przy unoszeniu klatki piersiowej nagle okaże się, że kręgosłup nie jest w pozycji neutralnej, ramiona zbliżone są ku uszom i wypychasz biodra w stronę sufitu. Bądź cierpliwy i dokładny. Wkrótce nauczysz swoje ciało nowych sztuczek i będzie ci to sprawiało przyjemność.

kiedy przejść do poziomu drugiego?

Przejdź do drugiego poziomu wtedy, kiedy będziesz na to gotowy. Jeżeli jesteś w dobrej formie, zrób przynajmniej trzy serie ćwiczeń z pierwszego poziomu, by opanować podstawy Pilates wymienione we „Wprowadzeniu". Jeżeli natomiast od dawna nie ćwiczyłeś i masz słabe, zesztywniałe mięśnie, być może będziesz musiał pozostać na pierwszym poziomie przez dziesięć lub dwadzieścia sesji. O ile odczuwasz wysiłek i wykonujesz ćwiczenia poprawnie, na pewno na tym zyskasz.

Kontynuuj samoocenę (strona 32-33) i gdy poczujesz się gotów, przejdź do poziomu drugiego. Zawiera on wiele ćwiczeń z pierwszego poziomu, lecz także nowe, bardziej wymagające.

poczuj różnicę

poziom pierwszy: tabela

Ta tabela służy jako pomoc wizualna przy wykonywaniu programu. Wykonywane w tej kolejności twoje ruchy będą płynnie przechodzić z jednego w drugi. Ustaw książkę tak, by była widoczna z twojej maty. Z czasem coraz rzadziej będziesz się musiał odwoływać do tej tabeli.

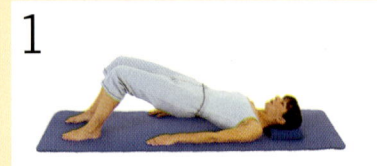

1
nachylenie miednicy str. 40

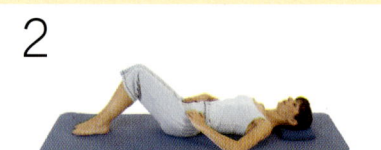

2
skręt bioder (mały) str. 42

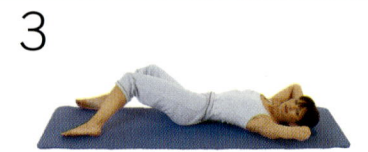

3
skręt bioder str. 44

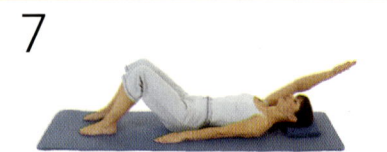

7
szpagat ramion str. 52

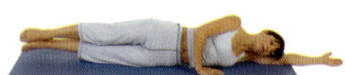

8
podwójne podniesienie nóg str. 54

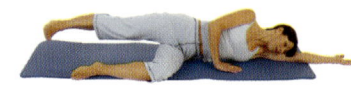

9
zewnętrzne unoszenie uda str. 56

kolejności ćwiczeń

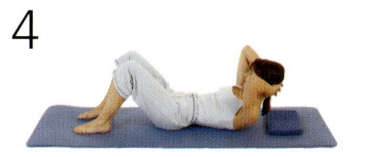

poczuj różnicę

4 uniesienie klatki piersiowej str. 46

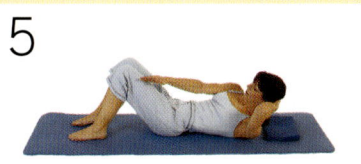

5 rozciąganie skośne str. 48

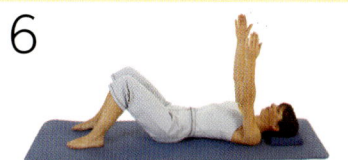

6 rozciąganie klatki piersiowej str. 50

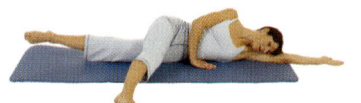

10 wewnętrzne unoszenie uda str. 58

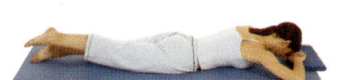

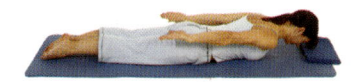

11 unoszenie mięśnia półścięgnistego str. 60

12 strzałka (+pozycja spoczynku) str. 62

rozciąganie

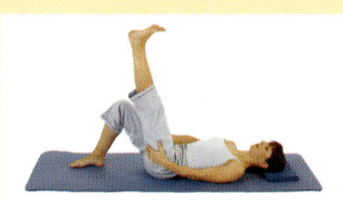

rozciąganie mięśnia półścięgnistego str. 64

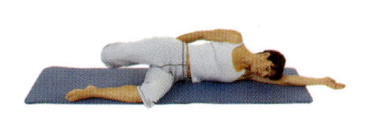

rozciąganie mięśni czworogłowych uda str. 65

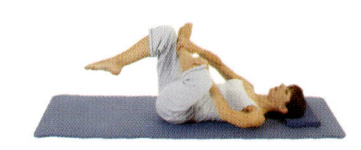

rozciąganie pośladków str. 66

przechylenie miednicy

korzyści dla ciała

- wzmacnia mięśnie brzucha
- uelastycznia kręgosłup
- rozrusza barki
- przynosi ulgę lekkim bólom pleców

6-10 powtórzeń

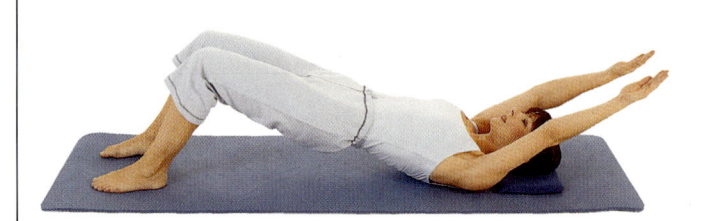

3 Wciągnij powietrze, trzymając ciało nieruchomo. Unieś ręce ku sufitowi, następnie nad głowę, aż znajdą się na tej samej linii co uszy.

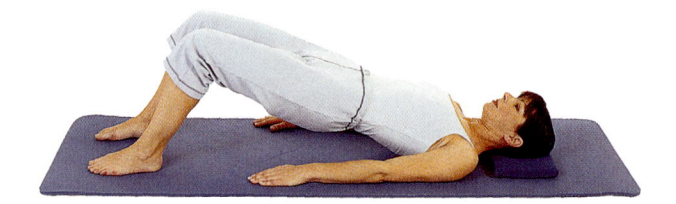

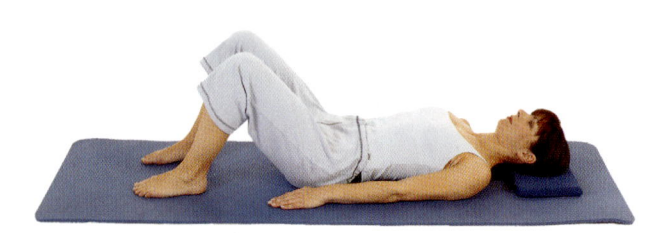

2 Wypuść powietrze, wciągając mięśnie brzucha i unieś kręgosłup z maty kręg po kręgu tak, by twoje biodra zaokrągliły się ku sufitowi. Wciśnij stopy w podłogę, wyginając ciało i cały czas używając mięśni brzucha.

1 Połóż się na plecach, ugnij kolana pod kątem 90°, rozstaw stopy równolegle do siebie na szerokość bioder. Ręce ułóż wzdłuż ciała, dłońmi do dołu. Umieść głowę na podgłówku i lekko opuść brodę, aby wydłużyć kark. Wciągnij powietrze.

wskazówki

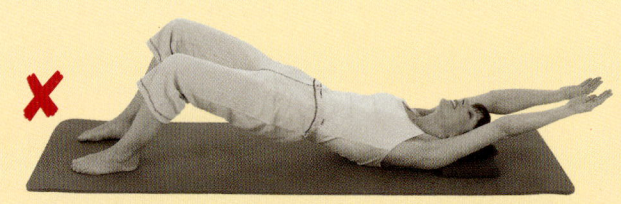

✗ Nie rozłączaj kolan.

✗ Nie napinaj szyi, barków ani klatki piersiowej. Wydłuż kark.

poczuj różnicę

1 2 3

Uwaga
jeżeli masz problemy z plecami, wykonuj ćwiczenie tylko pod nadzorem.

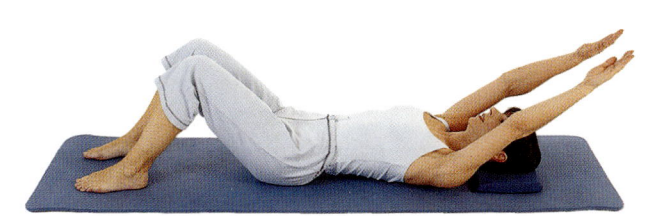

4 Wypuść powietrze, wciągając mięśnie brzucha i używając ich do rozwinięcia kręgosłupa, opuszczając go kręg po kręgu i pozostawiając ręce za głową. Wyobraź sobie, że kręgosłup wtapia się w matę.

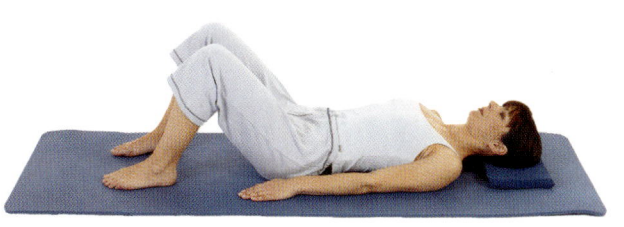

5 Wciągnij powietrze, opuszczając ręce wzdłuż tułowia. Powtórz kroki 2-5 zalecaną ilość razy.

Przejście: Złącz stopy i kolana do „małego skrętu bioder" (strona 42) lub unieś po jednym kolanie ku klatce piersiowej do „z boku na bok" (strona 74).

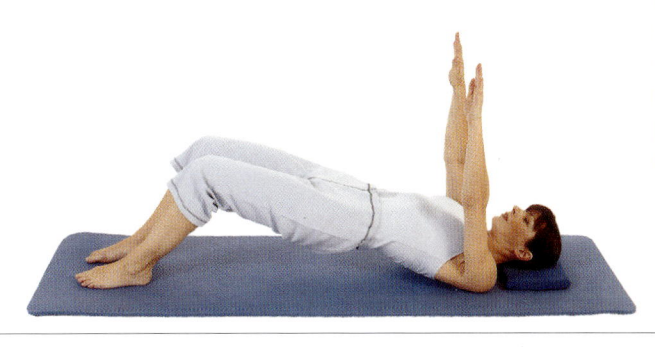

modyfikacje

Jeśli to ćwiczenie jest dla ciebie za ciężkie lub czujesz napięcie w plecach, barkach, klatce piersiowej albo w szyi, rób je do połowy, aż się nie wzmocnisz i uelastycznisz. W razie problemów z barkami, wygodniej będzie unieść ramiona raczej do sufitu niż nad głowę albo po prostu nie podnoś ich z podłogi. W obu wariantach trzymaj łopatki ściągnięte.

✓ **Pracuj nad rozdzieleniem kręgów.**

✓ **Kość ogonową kładź na macie jako ostatnią. Uważaj, by nie opuszczać pośladków na podłogę przed rozwinięciem wszystkich kręgów.**

✓ **Rozluźnij pośladki i nie wyginaj kręgosłupa.**

poczuj różnicę

skręt bioder (mały)

korzyści dla ciała:

- wzmacnia i wydłuża mięśnie brzucha
- rozładowuje napięcie w plecach i karku
- poprawia sylwetkę, rozluźniając kark i plecy

powtórzenia: po 10 razy z każdej strony na przemian.

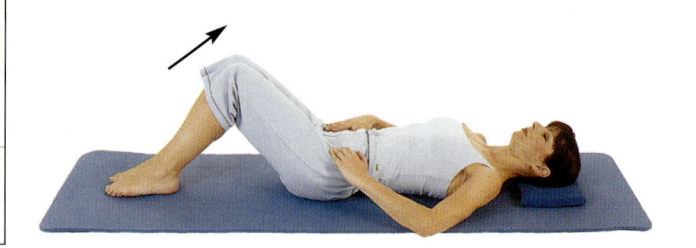

2 Wciągnij powietrze, przechylając kolana na jedną stronę, przyciskając przeciwną rękę do biodra, by utrzymać pośladki i biodra na podłodze. Nie uda ci się bardzo przechylić kolan.

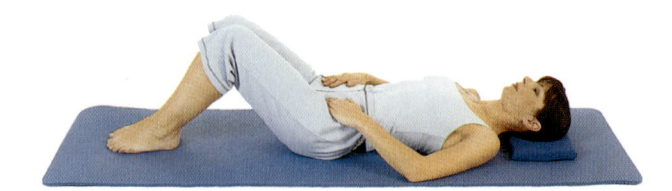

1 Połóż się na plecach, ugnij kolana pod kątem 90° i złącz stopy. Połóż ręce na biodrach. Wydłuż plecy i kark.

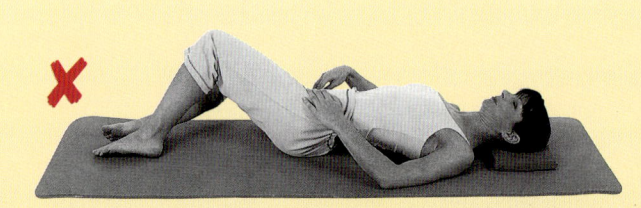

wskazówki

✘ Nie rozchylaj kolan.

✘ Nie skręcaj ciała.

poczuj różnicę 43

1 2 3

uwaga
To ćwiczenie może być wykonywane przy urazach pleców, ale skonsultuj się z lekarzem, jeżeli masz problemy z plecami.

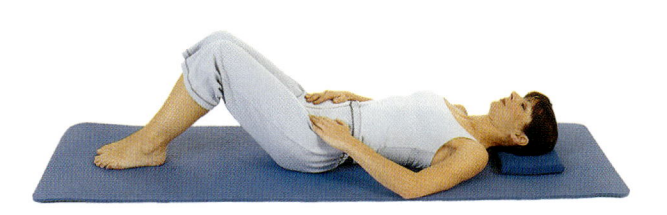

3 Wyobraź sobie, że masz uda z ołowiu, aby naprawdę wytężyć mięśnie brzucha przy każdym powrocie do pionu.

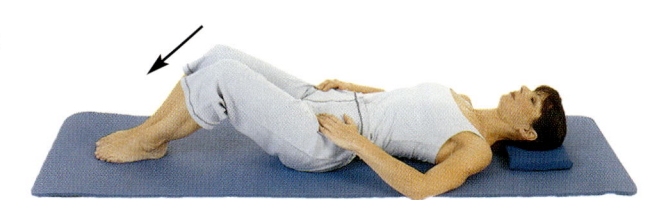

4 Wciągnij powietrze i przechyl kolana w drugą stronę, jednocześnie uciskając biodro.

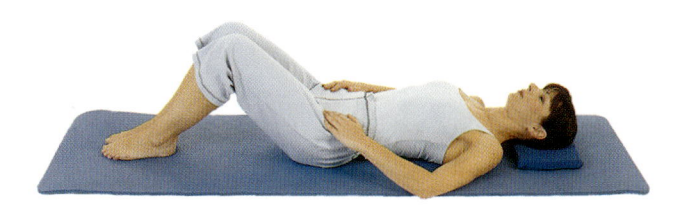

5 Wypuść powietrze, wciągając mięśnie brzucha i ponownie przywracając kolana do pionu.

Przejście: Rozstaw stopy trochę szerzej niż szerokość bioder do „skrętu bioder" (strona 44).

modyfikacje

Jeżeli masz sztywne plecy, przechylaj kolana delikatnie pod małym kątem.
przechyl kolana tylko trochę, żeby nie unosić pleców, bioder i pośladków.
Na początku wykonuj niewielkie ruchy.

✓ Uważaj, aby nie przenieść kolan tak daleko, żeby uniosły się plecy, biodra lub pośladki.

✓ Przez cały czas trzymaj kolana ściśnięte.

✓ Przetaczaj się ze strony na stronę, nie skręcając tułowia.

skręt bioder

korzyści dla ciała:

- wzmacnia mięśnie brzucha
- rozciąga mięśnie lędźwiowe i krzyża
- rozluźnia górną część kręgosłupa
- znakomity przy sztywnym karku, plecach czy barkach
- zmniejsza napięcie w górnej części ciała ułatwia oddychanie

powtórzenia: po 10 razy z każdej strony na przemian.

modyfikacje

Jeżeli czujesz napięcie w krzyżu, nie nachylaj tak bardzo kolan. Jeżeli to nie pomoże, rób „mały skręt bioder" (strona 42), aż staniesz się silniejszy i bardziej elastyczny.

Jeżeli niewygodnie ci z rękoma pod głową, wyciągnij je wzdłuż ciała, dłońmi do dołu.

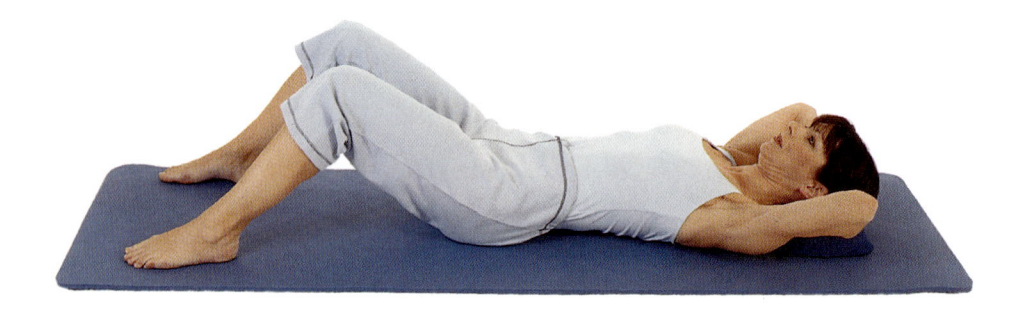

1 Połóż się na plecach, ugnij kolana pod kątem 90° i rozstaw stopy trochę szerzej niż biodra. Kark jest wyciągnięty, a kręgosłup rozluźniony. Ugnij ramiona podłóż je pod głowę, szeroko rozstawiając łokcie. Wciągnij powietrze.

wskazówki

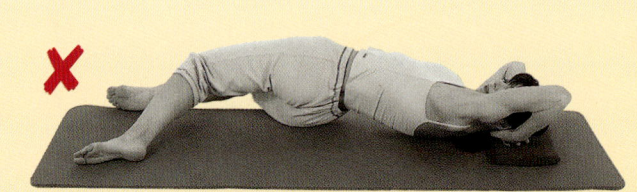

✗ **Nie unoś łopatek z maty.**

poczuj różnicę 45

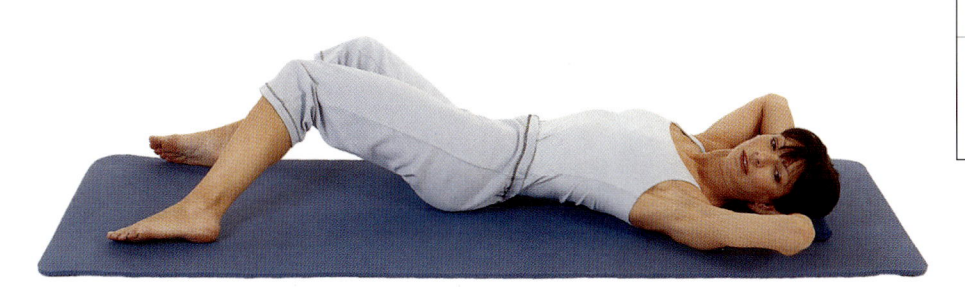

uwaga
Omiń to ćwiczenie, jeżeli masz poważne problemy z szyją lub plecami.

2 Wypuść powietrze, wciągając mięśnie brzucha i przechyl kolana w stronę podłogi. Stopy odczepiają się od maty. Pozwól głowie przechylić się w przeciwną stronę niż kolana i poczuj, jak rozciąga się twoje ciało. Wciągnij powietrze i pozostań w tej pozycji.

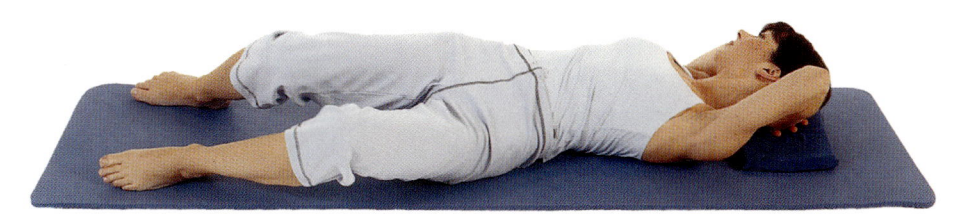

3 Wypuść powietrze, wciągając mięśnie brzucha i przechyl kolana na drugą stronę tułowia. Przetocz głowę w przeciwną stronę. Wyobraź sobie, że mięśnie brzucha wgniatają się w podłogę. Wciągnij powietrze i pozostań w tej pozycji. Wykonuj na przemian, raz na jedną raz na drugą stronę.

Przejście: Powróć do pozycji wyjściowej i zsuń stopy na szerokość bioder do „uniesienia klatki piersiowej".

- ✓ Łopatki pozostają „przyklejone do maty".
- ✓ Poruszaj się przy wydechach, bądź nieruchomy przy wdechach.
- ✓ Rozluźnij przednie mięśnie ud i wykorzystaj wklęsłość mięśni brzucha do przetoczenia kolan na drugą stronę.

uniesienie klatki piersiowej

korzyści dla ciała:

● wzmacnia mięśnie brzucha, ujędrniając i spłaszczając brzuch

● podkreśla stabilizację ramion i pozycję kręgosłupa neutralnego

powtórzenia: 6-10 razy

modyfikacje

Jeżeli mięśnie brzucha zaczną drgać lub uwypuklać się, nie unoś się na razie tak wysoko.

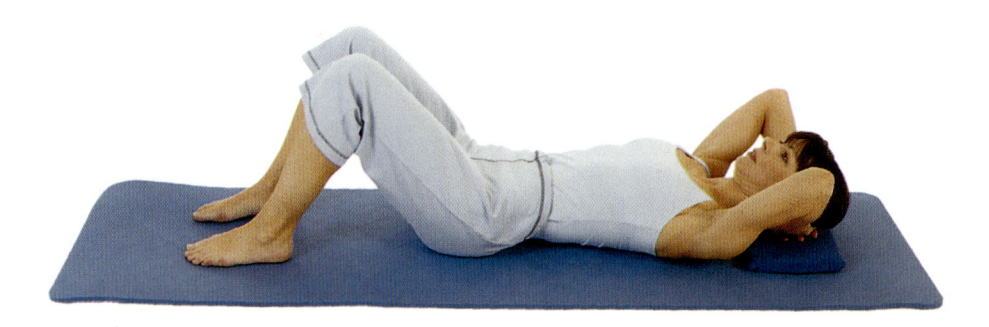

1 Połóż się na plecach, ugnij kolana i rozstaw stopy na szerokość bioder. Ułóż ręce pod głową, splatając palce i rozstawiając łokcie.

Upewnij się, że kręgosłup znajduje się w pozycji neutralnej. Wciągnij powietrze.

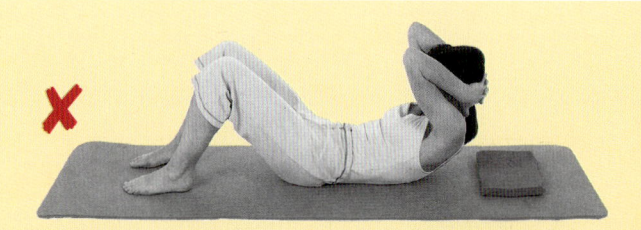

wskazówki

✕ Nie unoś łopatek.

✕ Nie wychodź z pozycji kręgosłupa neutralnego.

poczuj różnicę 47

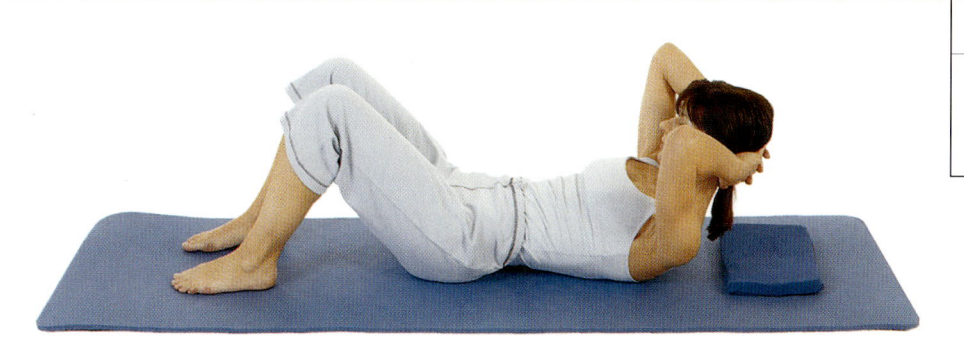

uwaga
Wykonuj tylko pod nadzorem w przypadku urazu pleców.

2 Wypuść powietrze, wciągając mięśnie brzucha i unieś głowę i barki nad matę, przesuwając łopatki w dół. Trzymaj brodę przy klatce piersiowej, zostawiając tylko mały odstęp.

Wciągnij powietrze i pozostań w tej pozycji.

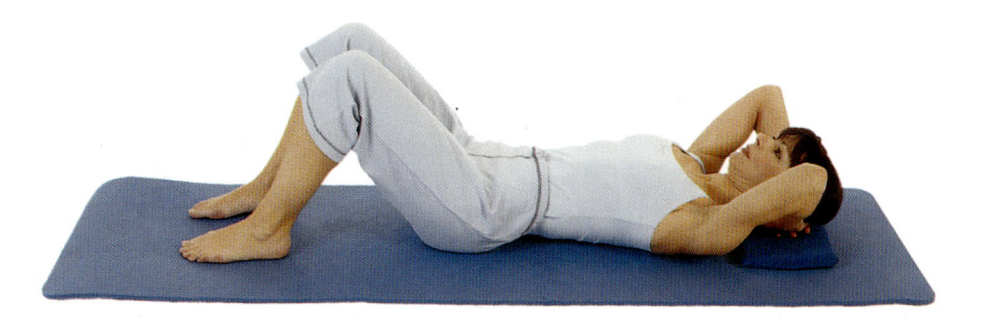

3 Wypuść powietrze, wciągając mięśnie brzucha i połóż głowę i barki z powrotem na macie.

Przejście: Pozostaw jedną rękę za głową, a drugą przenieś na przeciwległe biodro do „rozciągania skośnego" (strona 48) lub ułóż obie ręce wzdłuż boków i unieś kolana jedno po drugim ku klatce piersiowej w przygotowaniu do „setki" (strona 106).

- ✓ **Upewnij się, że łopatki są stale przesunięte w dół, by zapewnić stabilizację ramion.**
- ✓ **Wciągaj mięśnie brzucha, nie pozwalając im uwypuklać się. Nie powinieneś odczuwać napięcia w plecach.**
- ✓ **Podpieraj głowę rękoma, by nie nadwerężać karku.**

rozciąganie skośne

korzyści dla ciała

- wzmacnia mięśnie brzucha (szczególnie zewnętrzne i wewnętrzne mięśnie skośne brzucha)
- wyszczupla talię

powtórzenia: 6-10 razy na każdą stronę

modyfikacje

Jeżeli masz problemy z utrzymaniem pozycji neutralnej i zaokrąglasz krzyż, wciskając go w matę, nie unoś się tak wysoko.

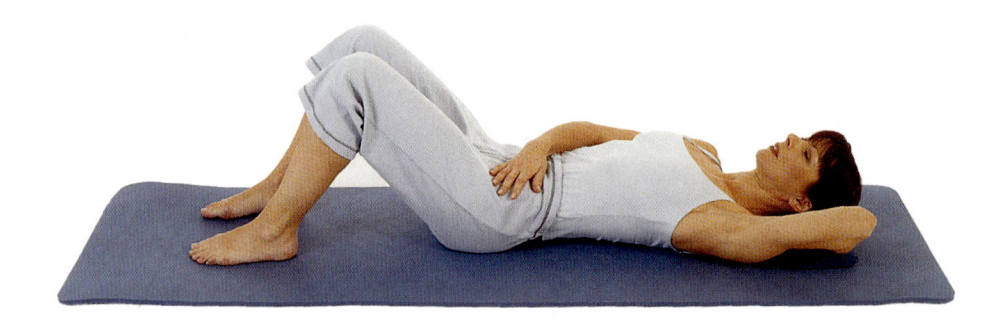

1 Połóż się na plecach, ugnij kolana i rozstaw stopy na szerokość bioder. Zegnij jedną rękę i połóż ją pod głową. Drugą połóż na przeciwległym biodrze. Wciągnij powietrze.

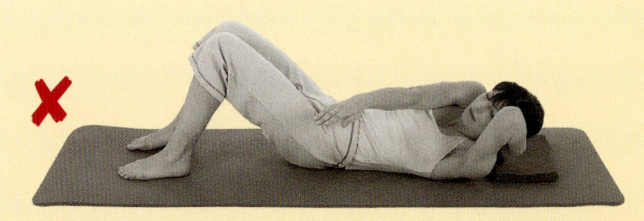

wskazówki

✕ Nie podnoś kości ogonowej.

✕ Nie skręcaj tylko ramion, ale całą klatkę piersiową.

poczuj różnicę 49

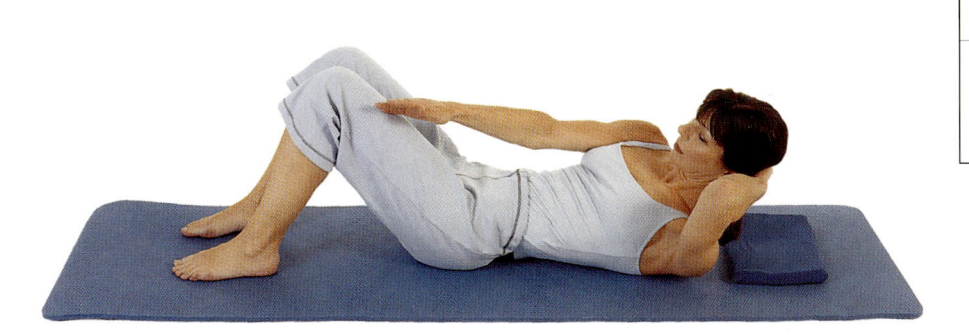

uwaga
Przy problemach z plecami, wykonuj to ćwiczenie wyłącznie pod nadzorem.

2 Wypuść powietrze, wciągając mięśnie brzucha i rozciągnij rękę nad tułowiem, w stronę zewnętrznej części przeciwległego kolana. Dłonie zwróć ku dołowi. Pozostań w pozycji neutralnej, przechylając dolną część klatki piersiowej, a nie tylko barki. By utrzymać pozycję neutralną, wyobraź sobie, że pod tobą, w zagłębieniu pleców, leży jajko. Przekręcając się, uważaj, by nie rozpłaszczyć pleców i nie zgnieść jajka. Łopatki pozostają ściągnięte w dół przez całe ćwiczenie.

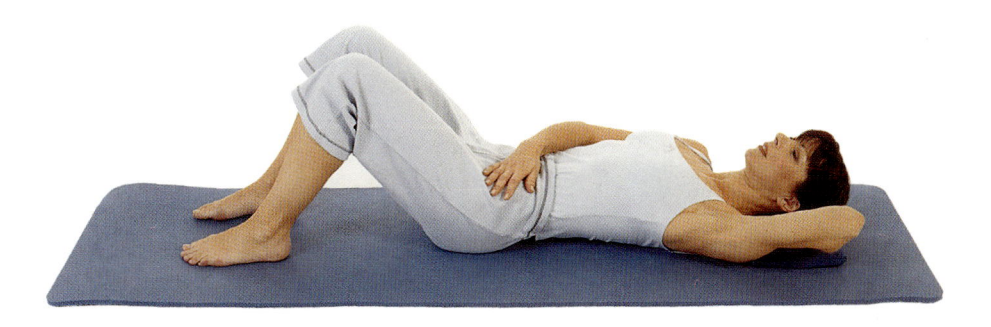

3 Wciągnij powietrze i powróć do pozycji wyjściowej, używając mięśni brzucha. Powtórz kroki 2-3 zalecaną ilość razy.

Przejście: Unieś obie ręce w stronę sufitu do „rozciągania klatki piersiowej" (strona 50).

✓ Unieś oba ramiona, ale obie łopatki trzymaj ściągnięte w dół.

✓ Nie rozsuwaj kolan.

✓ Podeprzyj głowę rękoma, by nie nadwerężyć karku.

rozciąganie klatki piersiowej

korzyści dla ciała

- rozciąga klatkę piersiową i przeciwdziała zaokrąglaniu się ramion

- usuwa napięcie barków i karku oraz sztywność w górnej i środkowej części pleców

- wzmacnia i naciąga mięśnie klatki piersiowej i ramion

powtórzenia: 6-10 razy

modyfikacje

Przy wyjątkowo ściągniętych ramionach, początkowo zmniejsz zakres ruchów, rozchylając je tylko do połowy.

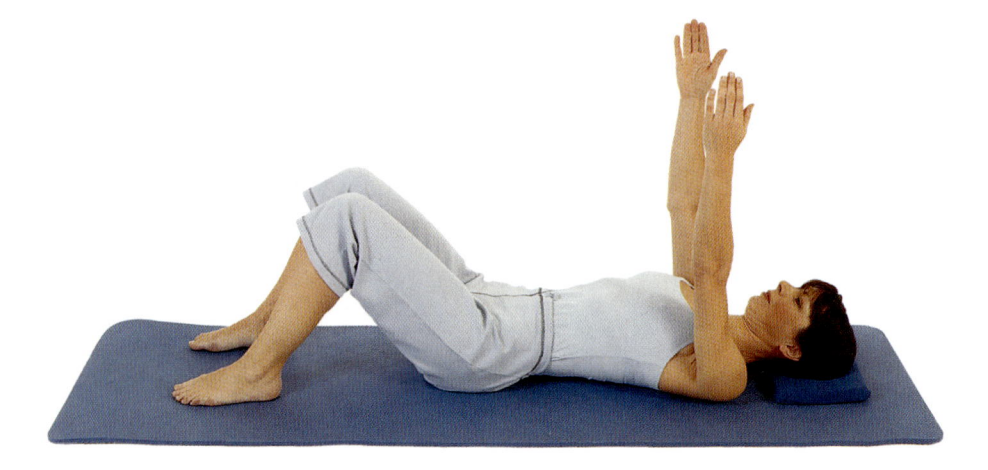

1 Połóż się na plecach, ugnij kolana i rozstaw stopy na szerokość bioder. Upewnij się, że jesteś w pozycji neutralnej i masz rozluźnione ramiona i szyję. Unieś obie ręce rozstawione na szerokość ramion ku sufitowi, zwracając dłonie ku sobie. Trzymaj ręce prosto, bez blokowania łokci. Ręce powinny być na równi z mostkiem.

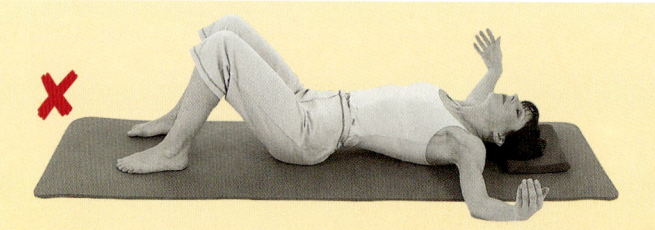

wskazówki

✗ Nie zginaj rąk.

✗ Nie wypinaj żeber, ani nie wyginaj pleców przy rozchylaniu ramion.

poczuj różnicę 51

uwaga
Bądź ostrożny, jeżeli masz skłonności do zwichnięć barków.

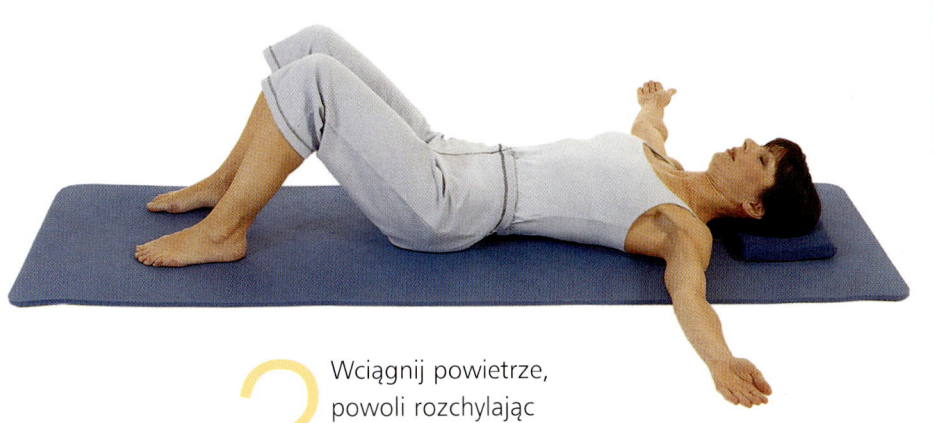

2 Wciągnij powietrze, powoli rozchylając wyprostowane ręce na boki. Podczas rozchylania ramion, przesuń łopatki w dół.

Wyobraź sobie, że zakreślasz łuk tęczy od szczytu ku podstawie.

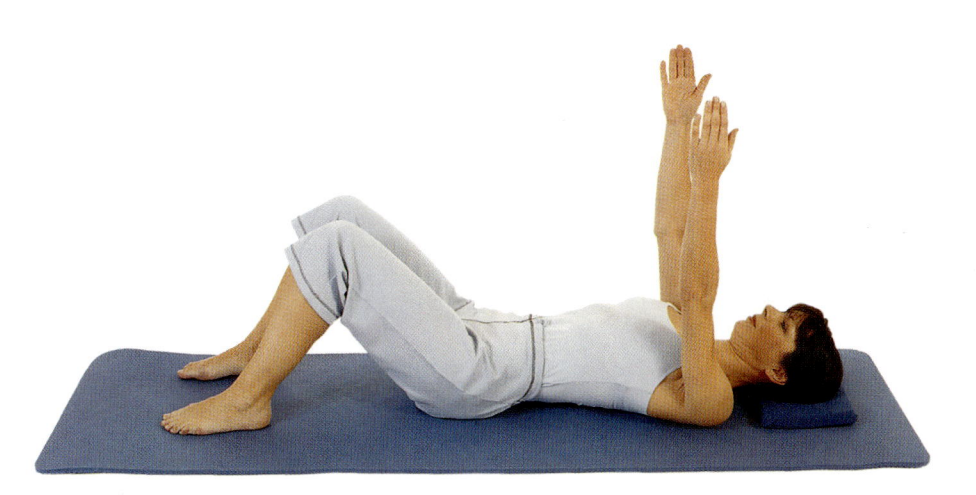

3 Wypuść powietrze, wciągając mięśnie brzucha i wróć do pozycji wyjściowej, używając mięśni klatki piersiowej.

Przejście: Obróć dłonie od ciebie w przygotowaniu do „szpagatu ręcznego" (strona 52).

✓ **Rozchyl ramiona w kształt litery T.** Nie przesuwaj rąk w górę, bo możesz nadwerężyć mięśnie.

✓ **Trzymaj łopatki ściągnięte w dół** podczas rozchylania ramion.

szpagat ręczny

korzyści dla ciała:

- wzmacnia i kształtuje mięśnie pleców, klatki piersiowej i ramion

- redukuje napięcie szyi, ramion i górnej części pleców

- rozciąga mięśnie klatki piersiowej, zapobiegając zaokrąglaniu ramion

powtórzenia: 6-10 razy na każdą stronę

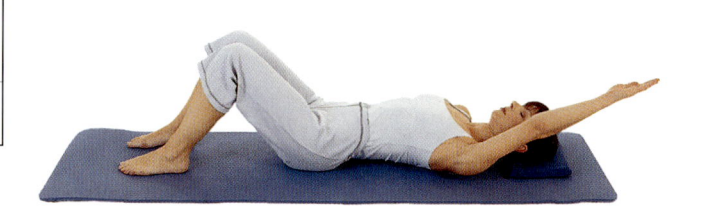

2 Wypuść powietrze, wciągając mięśnie brzucha, przesuń ręce w przeciwnych kierunkach - jedną w stronę ucha, a drugą w stronę biodra. Ściągnij łopatki w dół, utrzymując odstęp między szczytami ramion a uszami. Wyobraź sobie, że ruszasz rękoma jak nożycami.

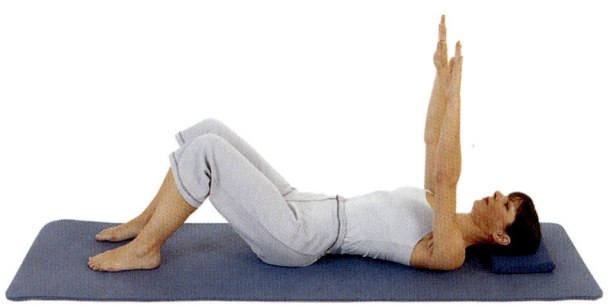

1 Połóż się na plecach, ugnij kolana i rozstaw stopy na szerokość bioder. Wyciągnij ręce ku sufitowi. Trzymaj je prosto, nie blokując łokci, dłonie zwrócone od ciebie. Wciągnij powietrze.

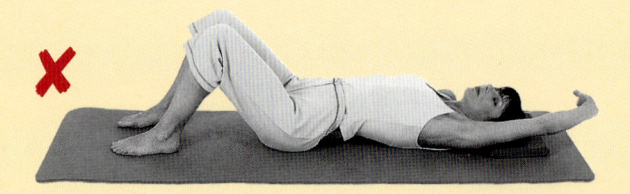

wskazówki

✗ Nie zginaj rąk i nie unoś ramion ku uszom.

✗ Nie wyginaj pleców i nie wypinaj klatki piersiowej.

poczuj różnicę 53

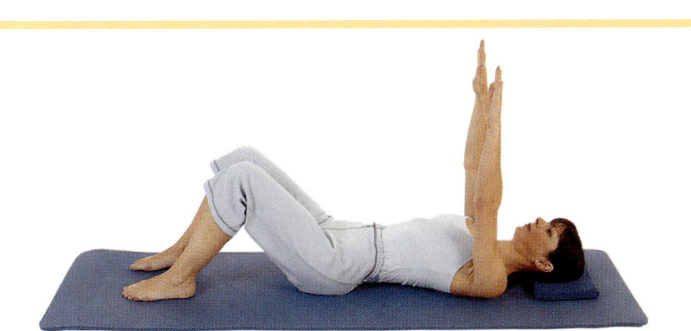

uwaga
Jeżeli niedawno doznałeś urazu barku, skonsultuj się z lekarzem i wykonuj ćwiczenie ostrożnie i powoli.

3 Wciągnij powietrze i wróć do pozycji wyjściowej.

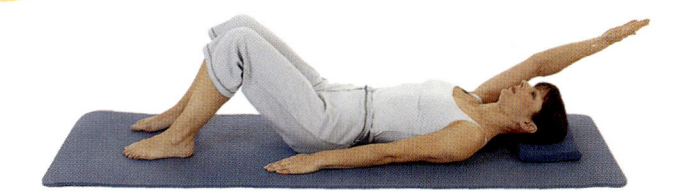

4 Wypuść powietrze, wciągając mięśnie brzucha i wykonaj ten sam ruch, zmieniając ręce.

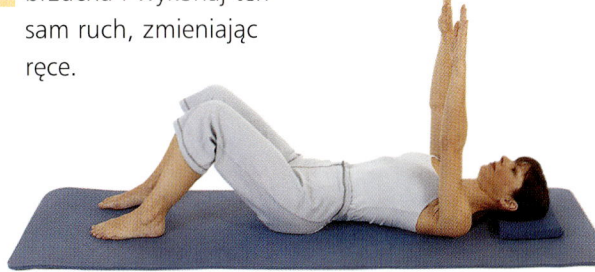

modyfikacje

Jeżeli masz bardzo napięte ramiona lub jest ci niewygodnie, zmniejsz o połowę zakres ruchów, dopóki nie nabierzesz elastyczności.

5 Wciągnij powietrze, unosząc ramiona z powrotem do góry.
Przejście:
Wyciągnij ręce wzdłuż tułowia, wyprostuj nogi i przekręć się na bok do „podwójnego podniesienia nóg" (strona 54) lub wyciągnij ręce wzdłuż tułowia, przekręć się na bok i wypchnij się rękoma do pozycji siedzącej do „rozwijania" (strona 76).

✓ **Przechylaj do tyłu ramiona możliwie jak najdalej ze ściągniętymi łopatkami i nie zgiętymi łokciami.**

✓ **Postaw na jakość ruchu. Nie opuszczaj na siłę rąk tak nisko, że ażpodniosą się ramiona lub ugną ręce w łokciach.**

podwójne podniesienie nóg

korzyści dla ciała

- wzmacnia mięśnie brzucha
- wyszczupla talię
- ujędrnia wewnętrzną część uda

powtórzenia: 6-10 na każdą stronę

modyfikacje:

Jeżeli pozycja jest niewygodna dla twoich barków i karku, lekko ugnij niższą rękę i umieść pod głową poduszkę. Jeżeli nie możesz powstrzymać bioder od zaokrąglania się, połóż się plecami do ściany.

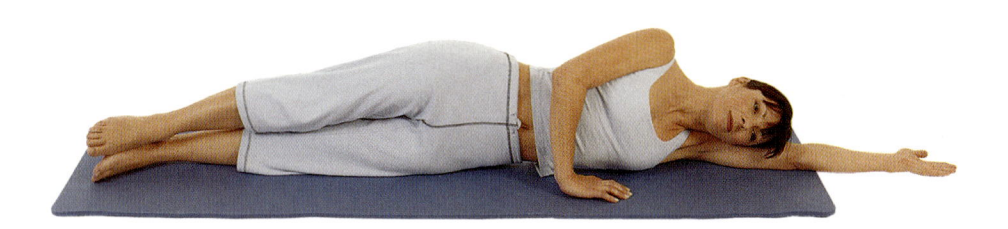

1 Połóż się na boku, ostrożnie układając jedno biodro na drugim. Ucho, środek ramienia, biodro i kostka powinny leżeć w tej samej linii. Obciągnij stopy. Górna ręka leży przed tobą na podłodze, a dolna jest wyciągnięta dłonią do góry za głowę. Głowa leży na dolnej ręce. Teraz przesuń nogi trochę do przodu. Wciągnij powietrze.

wskazówki

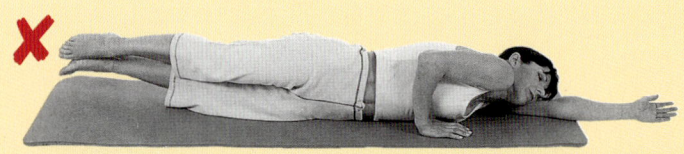

✕ Nie zaokrąglaj bioder i barków.

✕ Nie zapadaj się w talii.

poczuj różnicę 55

uwaga

Przy problemach z plecami wykonuj ćwiczenie tylko pod nadzorem.

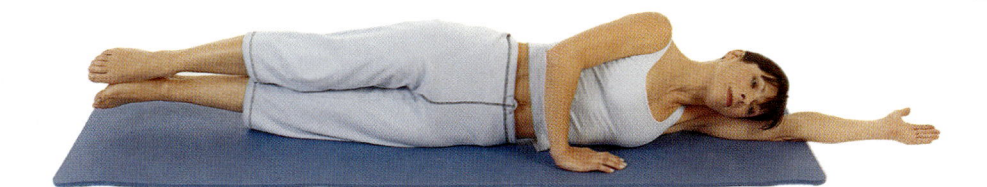

2 Wypuść powietrze, wciągając mięśnie brzucha, by ustabilizować ciało i unieś obie nogi nad matę na wysokość około 10 cm, ściskając razem wewnętrzną część ud przy podnoszeniu i wyciągając nogi w dół. Wyobraź sobie, że masz sklejone uda, tak, że ruszają się jak jedno. Utrzymaj pozycję, licząc do trzech.

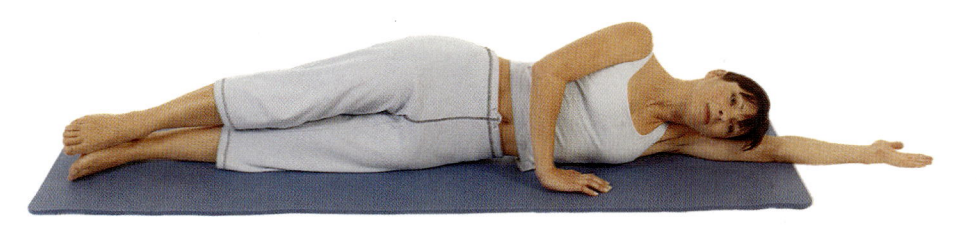

3 Wciągnij powietrze i powoli opuść nogi.

Przejście: Zegnij niższą nogę ku sobie do „uniesienia uda zewnętrznego" (strona 56) lub wykręć nogi na zewnątrz do „wykopu bocznego" (strona 118). Aby nie musieć zmieniać co chwila stron, możesz wykonać serię ćwiczeń na jedną nogę, a następnie komplet ćwiczeń na drugą. Ćwiczenia na dwie strony wykonujemy w tej samej kolejności.

✓ **Trzymaj tułów nieruchomo, nie wyginając krzyża i nie wykręcając miednicy ani barków.**

✓ **Uważaj, by nie skracać talii. Gdy wyciągasz nogi od siebie, powinna powstać mała przestrzeń między talią a matą – utrzymaj ją.**

✓ **Ściśnij uda przy podnoszeniu.**

zewnętrzne podniesienie uda

korzyści dla ciała

- kształtuje zewnętrzne mięśnie uda, wyszczuplając je
- wzmacnia mięśnie pośladków
- rozciąga mięśnie nóg od pośladków aż do kostek

powtórzenia: 6-10 na każdą stronę

modyfikacje

Jeżeli pozycja jest niewygodna, lekko ugnij niższą rękę i umieść pod głową poduszkę.

Jeżeli nie możesz odpowiednio ułożyć ciała, połóż się plecami do ściany.

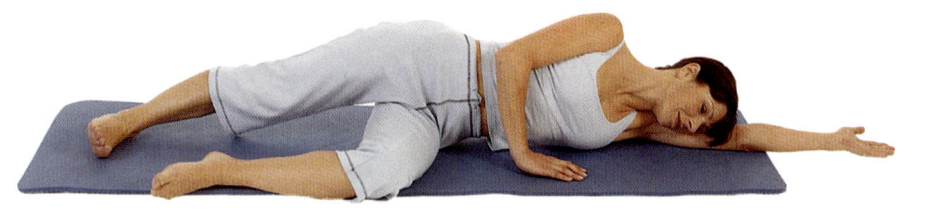

1 Połóż się na boku, ostrożnie układając jedno biodro na drugim. Ucho, środek ramienia, biodro i kostka powinny leżeć w tej samej linii. Obciągnij stopy. Górna ręka leży przed tobą na podłodze, a dolna jest wyciągnięta dłonią do góry za głowę. Głowa leży na dolnej ręce. Dla lepszego podparcia zegnij niższą nogę lekko do przodu. Odchyl górną nogę, nie ruszając bioder i napnij stopę. Wykręć górną nogę do wewnątrz w stawie biodrowym, ale nie ruszaj samego biodra. Wciągnij powietrze.

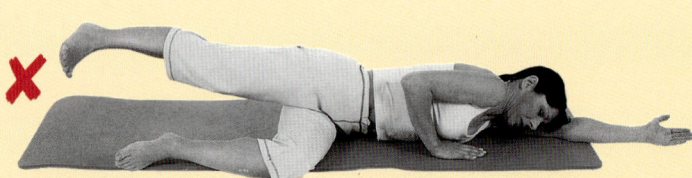

wskazówki

✗ Nie pozwól talii zapaść się ku podłodze.

✗ Nie zaokrąglaj bioder przy unoszeniu nogi.

poczuj różnicę 57

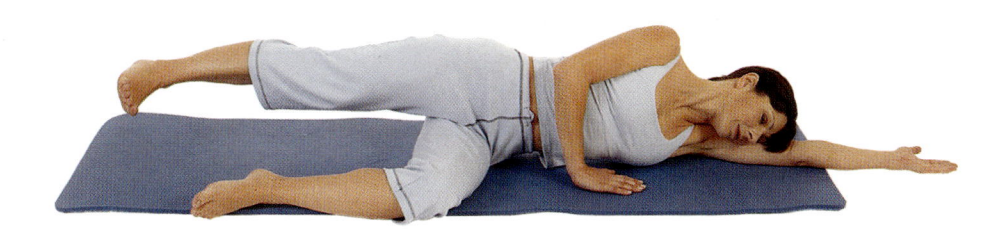

2 Wypuść powietrze, wciągając mięśnie brzucha, by ustabilizować ciało i lekko ściskając pośladki wyciągnij górną nogę od siebie, unosząc ją jednocześnie na wysokość biodra.

Wyciągnij talię i wypchnij piętę przy unoszeniu nogi. Wyobraź sobie, że starasz się dotknąć przeciwległej ściany piętą.

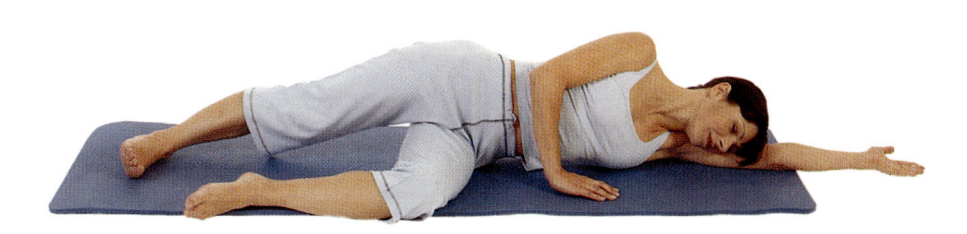

3 Wciągnij powietrze i opuść nogę do pozycji wyjściowej.

Przejście: Postaw mocno dolną nogę i połóż na niej górną, przechodząc do „wewnętrznego uniesienia uda".

✓ Nie ruszaj i nie wypinaj żeber.

✓ Ułożenie ciała jest bardzo ważne przy tym ćwiczeniu. Trzymaj je w linii prostej, z biodrami zwróconymi do przodu.

✓ Trzymaj stopy obciągnięte. Jeżeli poprawnie wykręciłeś nogę w biodrze, pięta będzie położona trochę wyżej od palców.

wewnętrzne uniesienie uda

korzyści dla ciała:

● wzmacnia i kształtuje wewnętrzne mięśnie uda

powtórzenia: 6-10 razy na każdą stronę

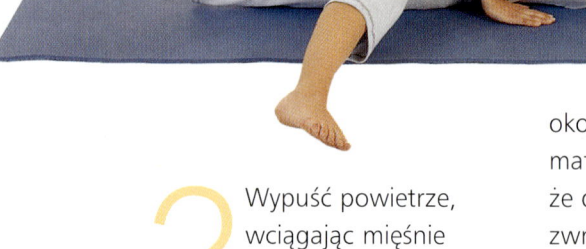

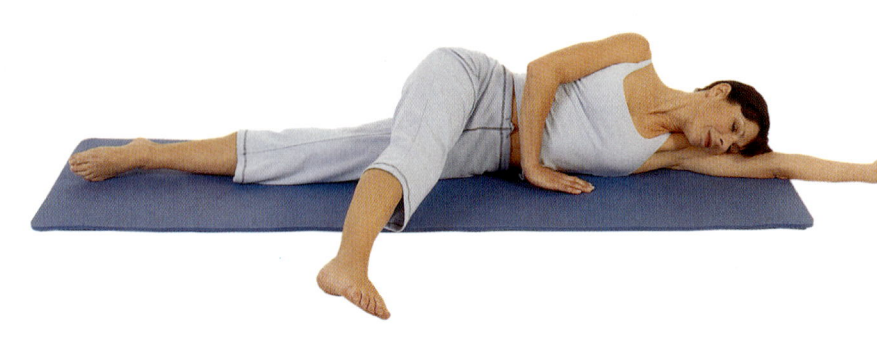

1 Połóż się na boku, ostrożnie układając jedno biodro na drugim. Ucho, środek ramienia, biodro i kostka powinny leżeć w tej samej linii. Obciągnij stopy. Górna ręka leży przed tobą na podłodze, a dolna jest wyciągnięta dłonią do góry za głowę. Głowa leży na dolnej ręce. Wyciągnij górną nogę przed siebie, by stopa leżała na podłodze, a biodra pozostały jedno na drugim. Dolna noga powinna być prosta. Wciągnij powietrze.

2 Wypuść powietrze, wciągając mięśnie brzucha i wyciągnij górną nogę od siebie, powoli unosząc piętę około 15 cm nad matę. Upewnij się, że dolne kolano zwrócone jest do przodu, a biodra są nieruchome. Wyobraź sobie, że starasz się dotknąć przeciwległej ściany piętą.

wskazówki

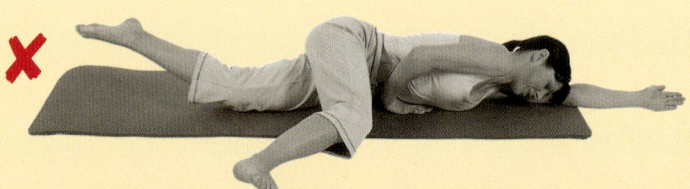

✗ Nie uginaj nogi.

✗ Nie zaokrąglaj bioder.

poczuj różnicę 59

3 Wciągnij powietrze i opuść nogę.

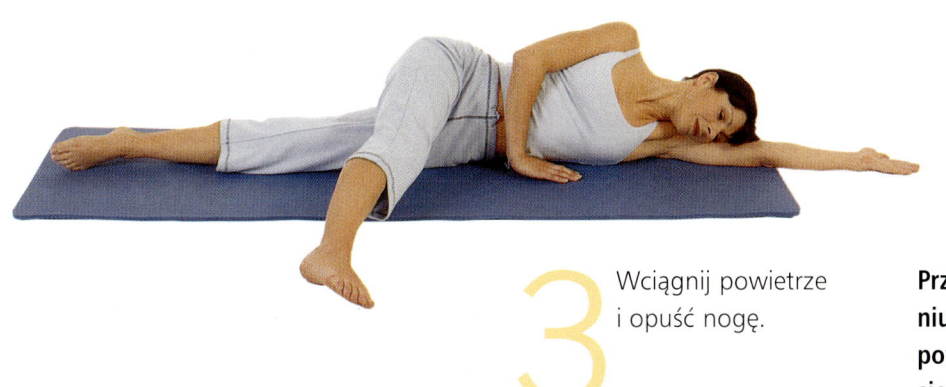

Przejście: Po wykonaniu zaleconej ilości powtórzeń, przewróć się na brzuch do „uniesienia mięśnia półścięgnistego" (strona 60) lub „wykopu jednonożnego" (strona 120).

modyfikacje

Jeżeli pozycja jest niewygodna, lekko ugnij niższą rękę i umieść pod głową poduszkę. Jeżeli nie możesz odpowiednio ułożyć ciała, połóż się plecami do ściany. Możesz też ugiąć lekko górną nogę i oprzeć ją na poduszkach, by ustabilizować biodra. By upewnić się, że biodro się nie porusza, umieść rękę tuż pod nim i lekko przyciśnij je do maty.

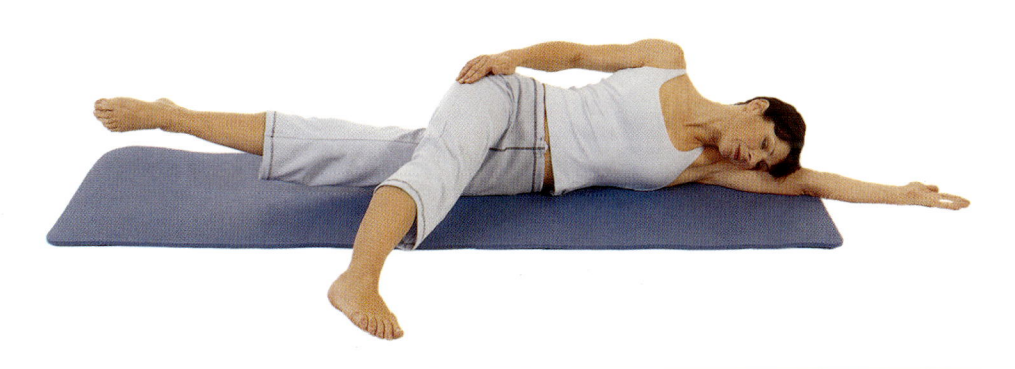

✓ Upewnij się, że biodra, kolano i stopa dolnej nogi skierowane są do przodu.

✓ Unieruchom tułów.

✓ Wypchnij piętę, by wyciągnąć nogę jak najdalej przy unoszeniu. Powinieneś poczuć wewnętrzne mięśnie uda.

✓ Rób powolne i płynne ruchy.

uniesienie mięśnia półścięg

korzyści dla ciała:

- unosi i ujędrnia pośladki

- wzmacnia mięśnie półścięgniste z tyłu ud

- rozciąga nogi, nadając im bardziej opływowy kształt

powtórzenia: 6-10 razy każdą nogą

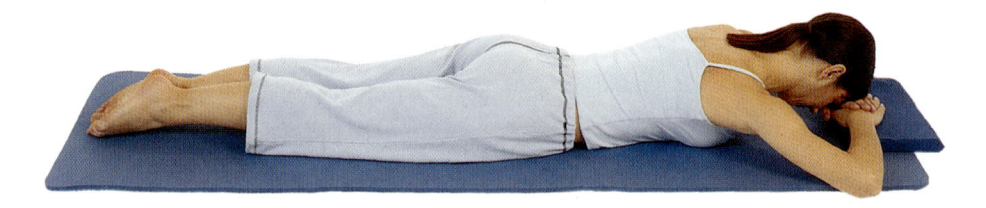

1 Połóż się na plecach, wyciągnij nogi od siebie i złącz stopy. Zegnij ręce w łokciu i ułóż je jedna na drugiej pod czołem. Lekko przyciśnij kość łonową do maty, by wydłużyć plecy. Wciągnij powietrze.

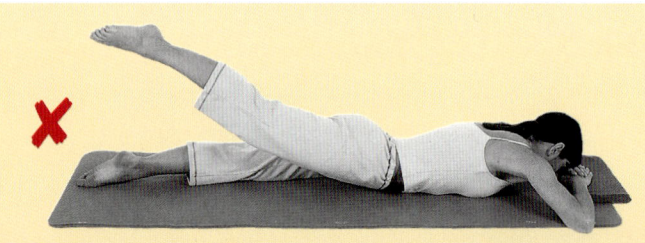

wskazówki

✘ Nie unoś barków.

✘ Nie unoś bioder wraz z nogą.

poczuj różnicę 61

nistego

1 2 3

uwaga
Nie powinieneś odczuwać napięcia w plecach. Jeżeli masz problemy z plecami, wykonuj ćwiczenie pod nadzorem

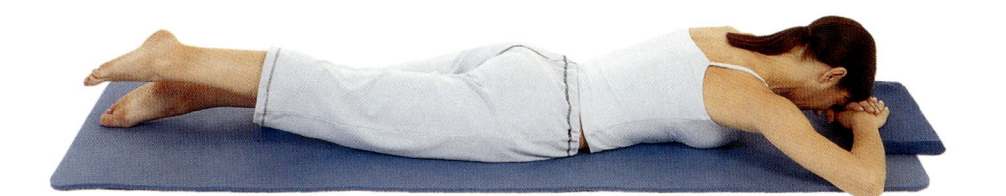

2 Wypuść powietrze, wciągając mięśnie brzucha i unieś jedną nogę nad matę, rozciągając ją na całą długość od pośladków po piętę. Policz do sześciu.

Wyobraź sobie, że twoja noga jest jak ciągnący się cukierek i staje się coraz cieńsza, im bardziej ją rozciągasz.

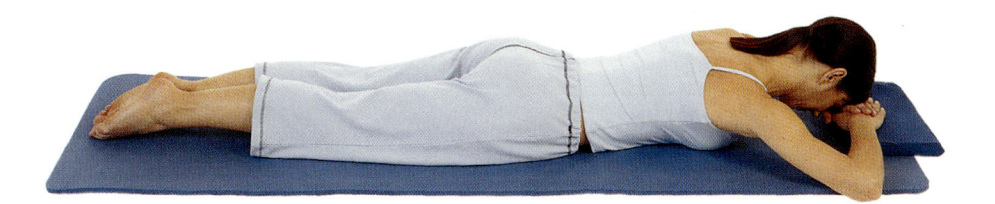

3 Wciągnij powietrze i opuść nogę.

Przejście: Połóż ręce wzdłuż tułowia i oprzyj czoło na podgłówku do „strzałki" (strona 62).

✓ Zabezpiecz plecy, upewnij się, że wciągasz mięśnie brzucha przy unoszeniu, tak by niższa część brzucha uniosła się nad podłogę.

✓ Odpychaj piętę od ściany, aby jak najdalej wyciągnąć nogę.

✓ Przez cały czas miej wydłużony kark i rozluźnione ramiona.

poczuj różnicę

strzałka

korzyści dla ciała:

● wzmacnia mięśnie pleców i brzucha, co z czasem złagodzi bóle pleców

● pomaga poprawić stabilizację ramion

powtórzenia: 6-10 razy

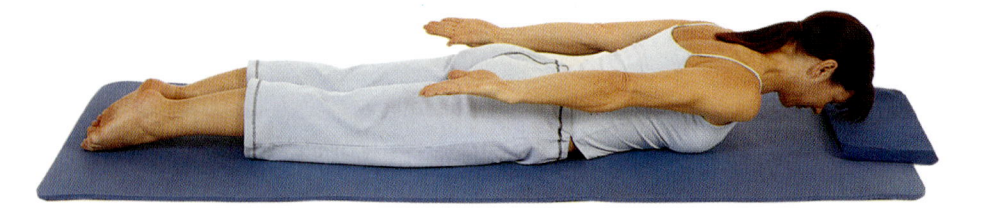

2 Wypuść powietrze, wciągając mięśnie brzucha i unieś dłonie w stronę sufitu, przesuwając łopatki w dół i unosząc mostek, ramiona i głowę nad matę. Policz do trzech. Wyobraź sobie, że twoje ciało wygląda jak strzała. Następnie wyciągnij czubek głowy od siebie, wydłużając kark i rozciągając kręgosłup. Jednocześnie wyciągnij palce w przeciwnym kierunku.

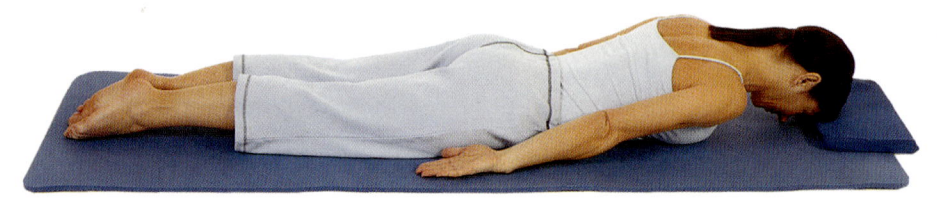

1 Połóż się na brzuchu i wyciągnij ręce wzdłuż tułowia dłońmi do góry. Lekko przyciśnij kość łonową do podłogi, by wydłużyć plecy. Wciągnij powietrze.

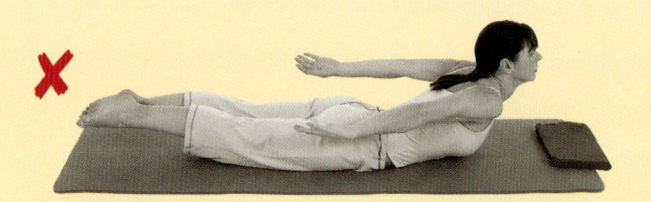

wskazówki

✗ Nie unoś nóg.

✗ Nie zadzieraj głowy i nie patrz przed siebie, tylko w dół.

poczuj różnicę 63

1 2 3

uwaga
Przy urazach pleców lub kręgosłupa, jak na przykład przy kręgozmyku, wykonuj bardzo ostrożnie i wyłącznie pod nadzorem.

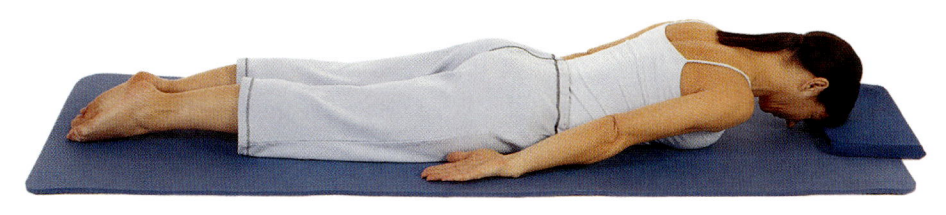

3 Wciągnij powietrze i opuść tułów.

Przejście: Przyciśnij dłonie do maty, trzymając je przed sobą i odepchnij się do tyłu tak, by pośladki opierały się na piętach do „pozycji relaksacyjna" (patrz poniżej).

pozycja relaksacyjna

korzyści dla ciała:
● możliwość ochłonięcia i rozciągnięcia pleców pod koniec sesji.

uwaga
Jeżeli masz problemy z kolanami, omiń „pozycję spoczynku" i zamiast niej zwiń się w kulkę, leżąc na boku.

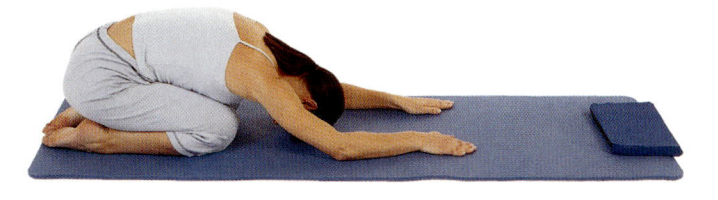

1 Z pozycji „strzałki" przesuń ciało w tył tak, aby pośladki dotykały pięt, a ręce były wyciągnięte przed tobą. Pozostań w tej pozycji przez 30 sekund.

Przejście: Powoli powróć do pozycji klęczącej, rozprostowując plecy kręg po kręgu. Usiądź na macie i przewróć się na plecy do „rozciągania mięśnia półścięgnistego" (strona 64).

✓ Traktuj ćwiczenie bardziej jak rozciąganie niż unoszenie. Nie unoś ciała i rąk zbyt wysoko. Przy unoszeniu dłonie powinny znajdować się na wysokości pośladków, a głowa około 10 cm nad matą. Ciało wtedy spoczywa na żebrach, kości łonowej, biodrach i nogach.

✓ Aby podtrzymać kręgosłup, napnij mięśnie brzucha.

✓ Upewnij się, że przez cały czas masz wydłużony kark.

rozciąganie mięśnia półścięgnistego

korzyści dla ciała:

- wydłuża mięśnie półścięgniste z tyłu ud
- pomaga rozluźnić plecy

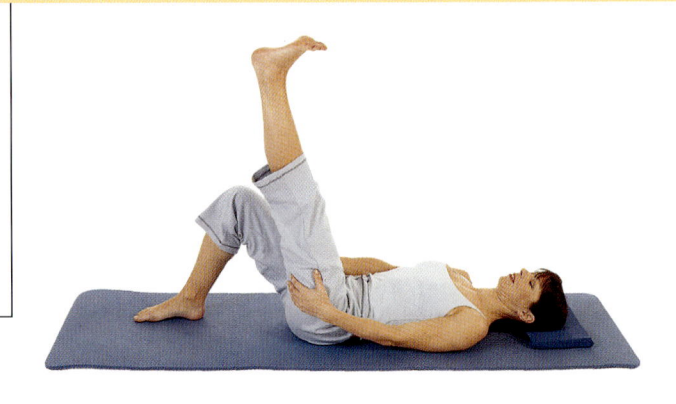

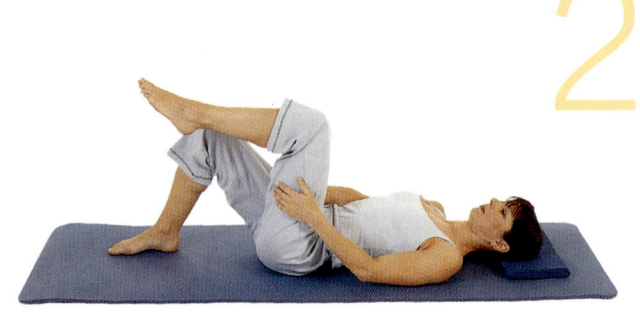

1 Połóż się na podłodze, ugnij kolana i rozstaw stopy na szerokość bioder. Unieś jedną nogę i załóż ręce za udo, by je podtrzymać. Wciągnij powietrze, upewniając się, że kość ogonowa dotyka maty.

2 Wypuść powietrze, wciągając mięśnie brzucha i rozciągnij uniesioną nogę w stronę sufitu, cały czas podtrzymując ją rękoma. Napnij stopę. Pozostań w tej pozycji przez 30 sekund. Powtórz to samo drugą nogą.

modyfikacje

Jeżeli ta pozycja jest dla ciebie nie wygodna, użyj paska, by podtrzymać stopę.

Jeżeli masz względnie elastyczne mięśnie półścięgniste, możesz wyciągnąć drugą nogę prosto na macie.

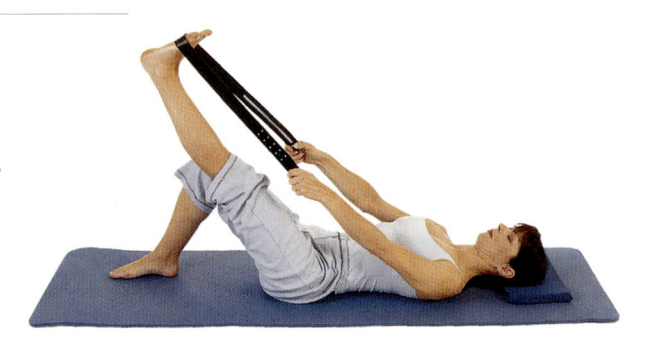

wskazówki

✗ **Nie przesadzaj.** Trzymaj kość ogonową na macie, by nie unosić miednicy, nawet, jeżeli przez to nie możesz wysoko podnieść nogi.

✓ **Wyciągaj nogę w dwóch kierunkach:** piętę do sufitu, a część przy pośladku do podłogi.

✓ **Pamiętaj,** aby ramiona były rozluźnione, a głowa leżała na podgłówku.

poczuj różnicę 65

rozciąganie mięśnia prostego uda

1 2 3

korzyści dla ciała:

- wydłuża mięsień prosty w przedniej części uda

uwaga

Jeżeli masz problemy z kolanami, bądź ostrożny. Jeżeli pozycja jest niewygodna, omiń to ćwiczenie.

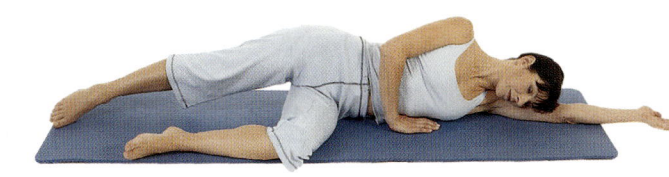

1 Połóż się na boku, w prostej linii, dolną rękę wyciągnij do góry i połóż na niej głowę. Ugnij dolną nogę i podciągnij ją.

Im wyżej uda ci się ją podciągnąć, tym bardziej rozciągniesz mięśnie. Wciągnij powietrze.

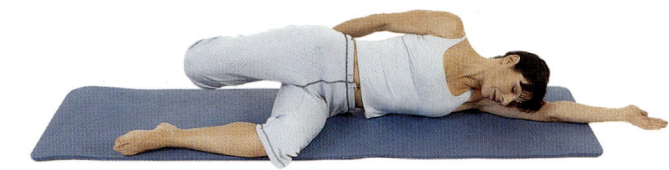

2 Wypuść powietrze, wciągając mięśnie brzucha, sięgnij w dół, łapiąc się za kostkę górnej nogi i pociągnij ją do tyłu ku pośladkom. Poczujesz, jak rozciąga się mięsień prosty uda. Utrzymaj pozycję przez 30 sekund, cały czas angażując mięśnie brzucha. Przewróć się na drugi bok i powtórz to samo drugą nogą.

wskazówki

✘ Nie wyginaj pleców i nie przechylaj ciała do przodu ani do tyłu.

✓ Delikatnie wypnij biodra, żeby dodatkowo rozciągnąć mięsień.

rozciąganie pośladków

korzyści dla ciała:

- rozciąga mięśnie pośladków
- pomaga rozluźnić plecy

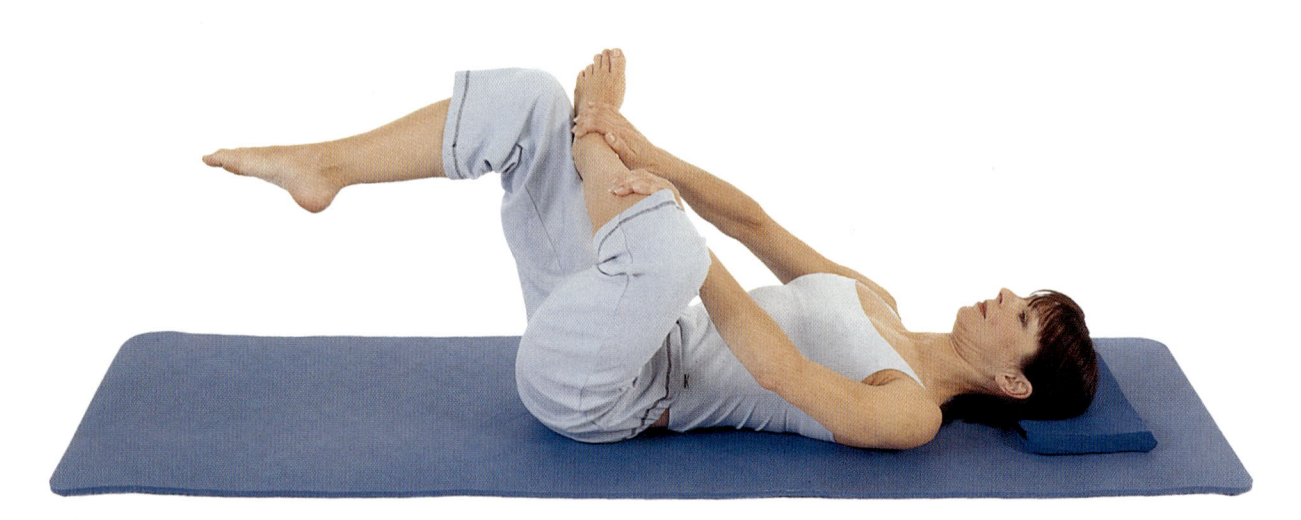

1 Połóż się na plecach, ugnij jedno kolano pod kątem 90°, zegnij drugą nogę i oprzyj kostkę na ugiętym kolanie. Chwyć kostkę rękoma, głowę trzymając na podgłówku. Wciągnij powietrze.

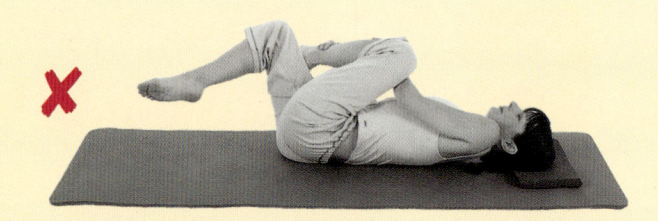

wskazówki

✗ Nie wykręcaj bioder.

✗ Nie unoś barków ani kości ogonowej.

poczuj różnicę 67

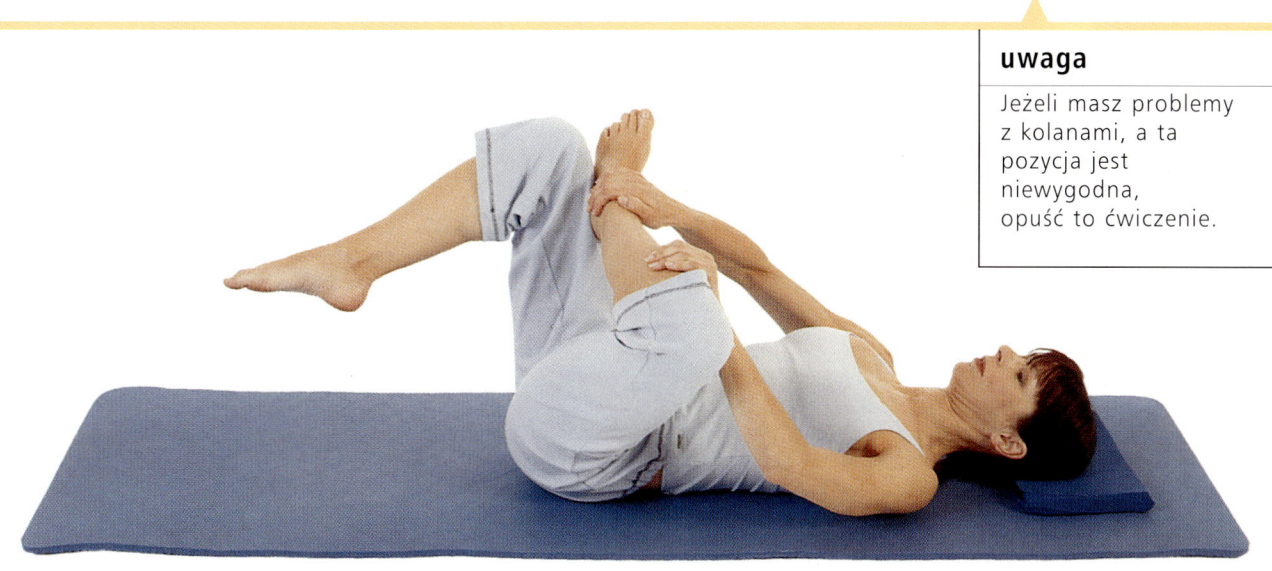

uwaga

Jeżeli masz problemy z kolanami, a ta pozycja jest niewygodna, opuść to ćwiczenie.

2 Wypuść powietrze, wciągając mięśnie brzucha i lekko przyciągnij górną kostkę ku sobie. Poczujesz, jak rozciągają się mięśnie pośladków. Utrzymaj tę pozycję przez 30 sekund. Powtórz to samo drugą nogą.

modyfikacje

Jeżeli ćwiczenie wydaje ci się łatwe i chciałbyś się bardziej rozciągnąć, chwyć obiema rękoma udo nogi zgiętej pod kątem prostym i przyciągnij kolano do klatki piersiowej, nie odrywając kości ogonowej. Utrzymaj przez 30 sekund.

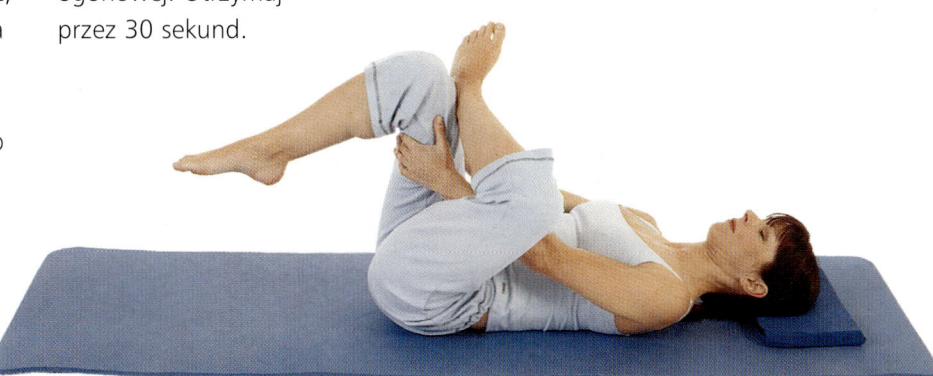

zobacz różnicę

korzyści po 20 sesjach

Trenuj Pilates przez około 20 sesji, a zobaczysz różnicę:
- Twoje mięśnie staną się bardziej jędrne i kształtne.
- Mięśnie brzucha się wzmocnią i brzuch widocznie się spłaszczy.
- Uda staną się jędrne i zaczną wyglądać szczuplej.

Wraz z opanowaniem rozciągania mięśni, poprawisz swoją elastyczność:
- Powinieneś móc sięgać dalej.
- Kręgosłup i mięśnie półścięgniste staną się bardziej giętkie.
- Będziesz mógł bardziej płynnie podnieść kręgosłup z maty.
- Kiedy będziesz się starał dotknąć palców u stóp, opuszki palców będą sięgać bliżej podłogi niż wcześniej.

- Większość ćwiczeń z pierwszego poziomu powtarza się w drugim. Jest też parę nowych, które mogą się wydać trudniejsze, gdy pracują nad kilkoma częściami ciała naraz. Kluczowe jest wykonywanie ruchów powoli i precyzyjnie. Powtórz sześć „podstaw Pilates" (strona 12-13) i przy każdym treningu wybierz jedną z nich, by ją udoskonalić.

- Po dwudziestu sesjach poczujesz się bardziej komfortowo w swoim ciele. Rozluźnisz stawy, poprawisz równowagę i koordynację. Rozjaśni ci się cera i poczujesz się gotów na nowe wyzwania. Dzięki regularnym treningom Pilates odmienisz swoje życie. Inni zaczną zauważać, że wyglądasz młodziej, sprawniej i spokojniej. Będziesz miał więcej energii i poprawi się twoje samopoczucie. A wiadomo, że szczęśliwi ludzie przyciągają do siebie innych.

program poziomu drugiego

zobacz różnicę

Po opanowaniu ćwiczeń z pierwszego poziomu jesteś gotowy na poziom drugi. Ćwicz sekwencje drugiego poziomu trzy razy w tygodniu, najlepiej z jednodniową przerwą między treningami. Wykonuj ćwiczenia w kolejności podanej w „tabeli kolejności ćwiczeń" (strony 72-73), dodając dwie lub trzy nowe pozycje przy każdym treningu.

Ćwiczenia powinny być wykonywane w podanej kolejności, aby jak najlepiej rozwinąć twoje ciało. Zacznij od początku, omijając ćwiczenia, na które nie jesteś gotowy lub których nie możesz wykonywać z powodów zdrowotnych.

pracuj we własnym tempie

Znając swoje mocne i słabe strony, sam musisz zdecydować, kiedy dołączyć kolejne ćwiczenie. Przystępując do nowego ćwiczenia, wsłuchaj się w swoje ciało. Na przykład, jeżeli masz napięte mięśnie półścięgniste i mięśnie pleców możesz mieć trudności z „kręgami jednonożnymi" (strona 78). Zacznij od wersji zmodyfikowanej. W razie jakichkolwiek wątpliwości, zapisz się na prywatną lekcję Pilates z instruktorem i omów z nim program. Nie rób nic na siłę. Wykonuj ćwiczenia powoli i dokładnie. Stosuj przejścia, aby gładko przechodzić z jednego ćwiczenia do drugiego.

Nie śpiesz się. Pośpiech może doprowadzić do powstania urazu lub możesz nabrać złych nawyków. Upewnij się, że dobrze zapoznałeś się ze wszystkimi ćwiczeniami na tym poziomie, zanim przejdziesz do trzeciego. Cały czas dokonuj samooceny. Jeżeli ćwiczenie jest wyzwaniem, to znaczy, że czerpiesz z niego korzyści.

Przejdź przez 20 sesji Pilates, a naprawdę zobaczysz różnicę.

– zobacz różnicę

poziom drugi: tabela kolej

Ta tabela zawiera większość ćwiczeń z pierwszego poziomu oraz wiele nowych. Przy każdym treningu dodaj jedno lub dwa nowe ćwiczenia, aż opanujesz całą sekwencję. Jak poprzednio, każde ćwiczenie kończy się przejściem do następnego.

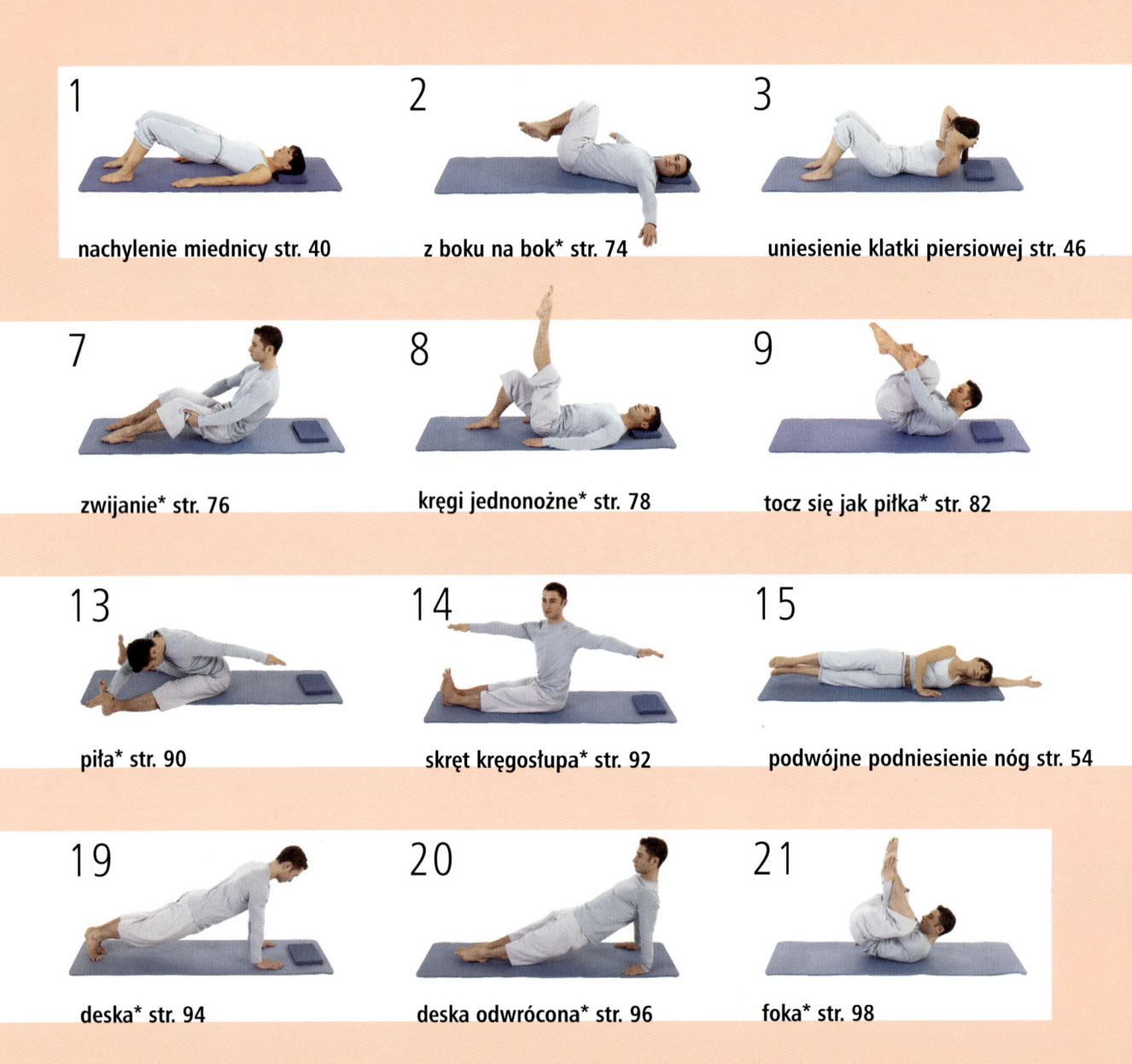

1 nachylenie miednicy str. 40

2 z boku na bok* str. 74

3 uniesienie klatki piersiowej str. 46

7 zwijanie* str. 76

8 kręgi jednonożne* str. 78

9 tocz się jak piłka* str. 82

13 piła* str. 90

14 skręt kręgosłupa* str. 92

15 podwójne podniesienie nóg str. 54

19 deska* str. 94

20 deska odwrócona* str. 96

21 foka* str. 98

* nowe ćwiczenia

ności ćwiczeń

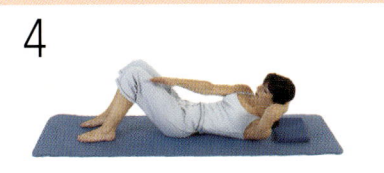

zobacz różnicę 73

4 rozciąganie skośne str. 48

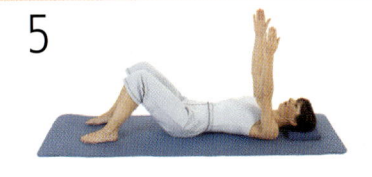

5 rozciąganie klatki piersiowej str. 50

6 szpagat ręczny str. 52

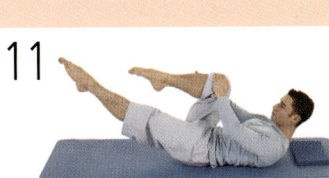

10 dwunożne rozciąganie dla początkujących* str. 84

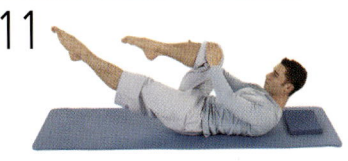

11 rozciąganie jednonożne* str. 86

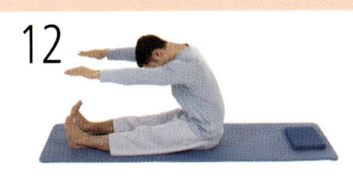

12 rozciąganie kręgosłupa do przodu* str. 88

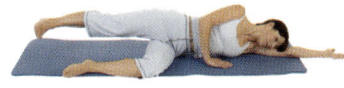

16 zewnętrzne uniesienie uda str. 56

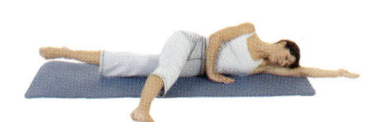

17 wewnętrzne uniesienie uda str. 58

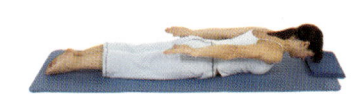

18 strzałka (+pozycja spoczynku) str. 62

z boku na bok

korzyści dla ciała:

- wzmacnia mięśnie brzucha
- wyszczupla talię
- uelastycznia kręgosłup

powtórzenia: 5 razy na przemian z każdej strony

3 Wypuść powietrze, wciągając mięśnie brzucha i sprowadź kolana i głowę z powrotem do środka. Rozluźnij uda, wyobraź sobie, że twoje nogi są bardzo ciężkie i że sprowadzasz je z powrotem wyłącznie za pomocą mięśni brzucha.

2 Wciągnij powietrze, cały czas pracując mięśniami brzucha, łopatki ściśle przylegają do maty i przechyl kolana na drugą stronę, odwracając lekko głowę w przeciwnym kierunku.

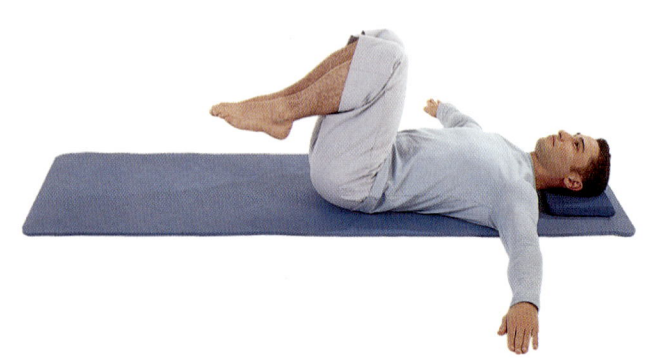

1 Połóż się na plecach, ugnij kolana i wyciągnij ręce na boki, na wysokości ramion, dłońmi w dół. Przyciągnij kolana do klatki piersiowej. Kolana skierowane są do sufitu, kolana i uda są mocno do siebie przyciśnięte. Wciągnij, a potem wypuść powietrze, wciągając mięśnie brzucha.

wskazówki

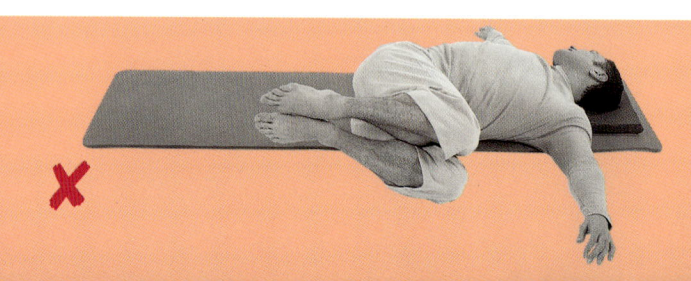

✗ Nie wykręcaj bioder, ani nie przechylaj kolan dalej niż stopy.

✗ Nie napinaj karku i nie unoś barków.

zobacz różnicę **75**

uwaga

Przy problemach z plecami wykonuj tylko pod nadzorem

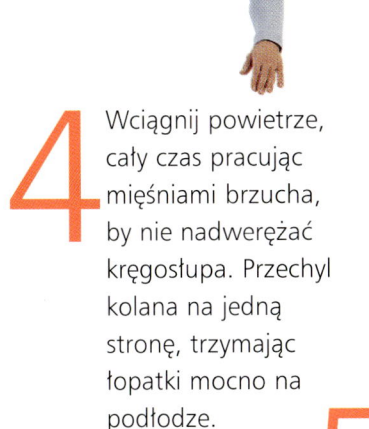

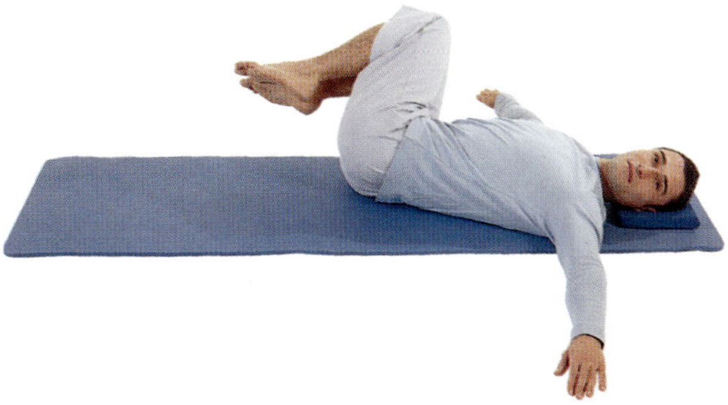

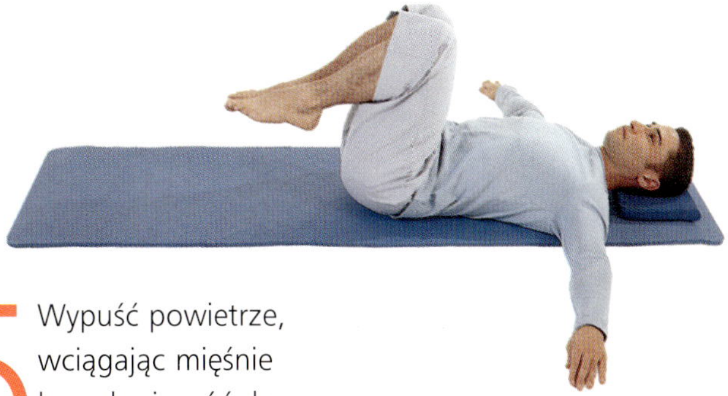

4 Wciągnij powietrze, cały czas pracując mięśniami brzucha, by nie nadwerężać kręgosłupa. Przechyl kolana na jedną stronę, trzymając łopatki mocno na podłodze. Delikatnie przekręć głowę w przeciwną stronę.

5 Wypuść powietrze, wciągając mięśnie brzucha i wróć do środka.

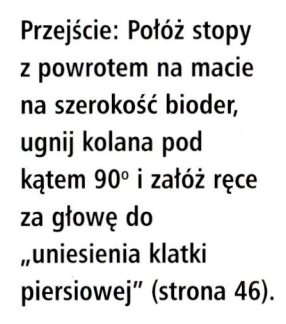

Przejście: Połóż stopy z powrotem na macie na szerokość bioder, ugnij kolana pod kątem 90° i załóż ręce za głowę do „**uniesienia klatki piersiowej**" (strona 46).

modyfikacje:

Jeżeli czujesz napięcie w plecach lub to ćwiczenie wydaje ci się za trudne, zastąp je „małym skrętem bioder" (strona 42) i „skrętem bioder" (strona 44), dopóki nie wzmocnisz mięśni brzucha.

- ✓ Rozluźnij kark, klatkę piersiową i barki.
- ✓ Przez cały czas trzymaj łopatki na macie.
- ✓ Przyciśnij dłonie do maty, by zyskać większą stabilność.
- ✓ Poruszaj kolanami i stopami jako całość.

rozwijanie

korzyści:

- wzmacnia mięśnie brzucha
- rozciąga i uelastycznia plecy
- wyrównuje kręgosłup

powtórzenia: 3-5 razy

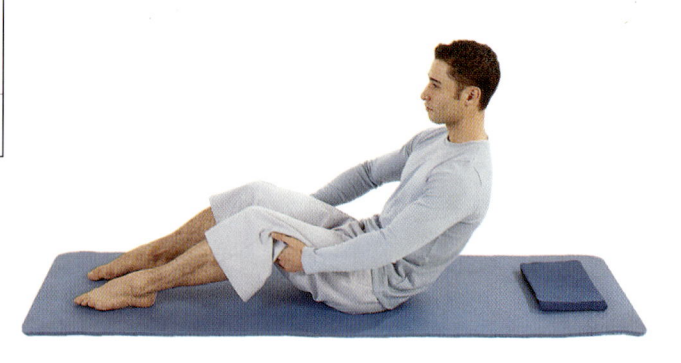

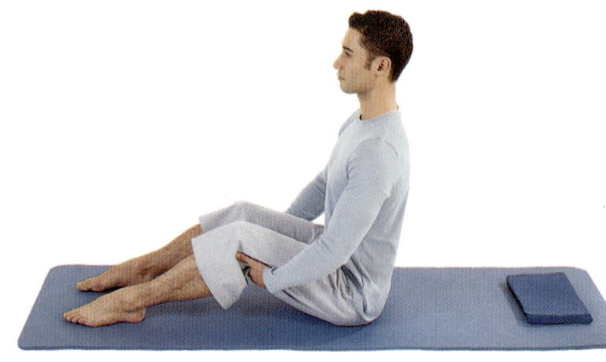

1 Usiądź prosto, ugnij kolana pod kątem 90° i rozstaw stopy na szerokość bioder, rozpłaszczając je jak najbardziej. Połóż ręce na tyłach ud i unieś szeroko łokcie. Wciągnij powietrze.

2 Wypuść powietrze i podwiń pod siebie kość ogonową, kierując plecy w stronę maty, tak aby twój kręgosłup przyjął kształt litery C. Cały czas wydychając i wciągając brzuch, staraj się pogłębić kształt C, zaokrąglając kręgosłup kręg po kręgu. Wygnij się jak najdalej bez odrywania rąk od ud. Łopatki trzymaj przesunięte w dół pleców i pozostań w tej pozycji.

wskazówki

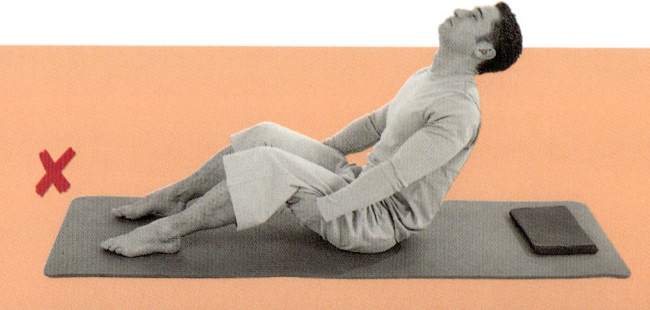

✗ Nie wypinaj żeber ani brzucha.

✗ Nie prostuj pleców podczas ruchów, powinny być zaokrąglone.

zobacz różnicę

① **②** ③

uwaga:
Omiń to ćwiczenie, jeżeli poczujesz napięcie w plecach. Chwyć delikatnie nogi, jeżeli masz słabe nadgarstki, łokcie czy ramiona

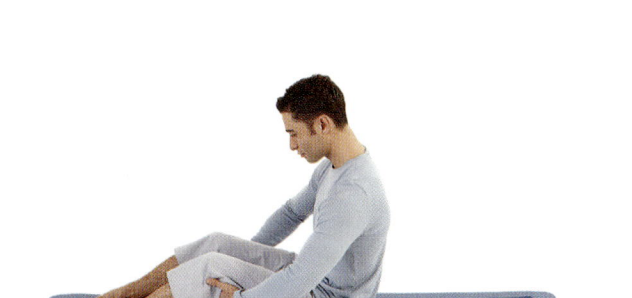

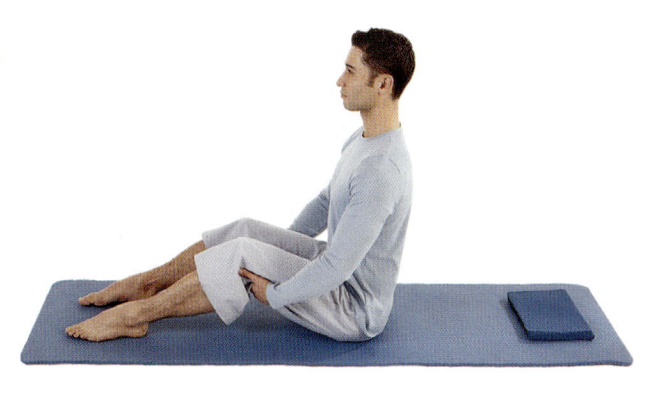

3 Wypuść powietrze coraz głębiej i wyprostuj kręgosłup kręg po kręgu, utrzymując kształt litery C, aż do momentu, gdy ramiona znajdą się nad biodrami. Wyobraź sobie, że siła magnetyczna przyciąga twoje mięśnie brzucha do kręgosłupa.

4 Wciągnij powietrze i znów usiądź prosto.

Przejście: Połóż się na macie, z rękoma po bokach do „kręgów jednonożnych" (strona 78).

modyfikacje

Jeżeli to możliwe, trzymaj stopy płasko na macie. Jeżeli jest ci niewygodnie, unieś palce u stóp, ale pozostaw pięty na macie.

✓ **Jeżeli to możliwe trzymaj stopy płasko na macie. Jeżeli jest ci niewygodnie, unieś palce u stóp, ale pozostaw pięty na macie.**

✓ **Wciągaj mięśnie brzucha, by zaokrąglić plecy.**

✓ **Trzymaj łopatki przesunięte w dół i łokcie uniesione.**

kręgi jednonożne

korzyści:

- wzmacnia i uelastycznia biodra
- wydłuża tył uda
- wzmacnia wewnętrzną część uda
- rozciąga i wzmacnia zewnętrzną część uda
- ujędrnia pośladki

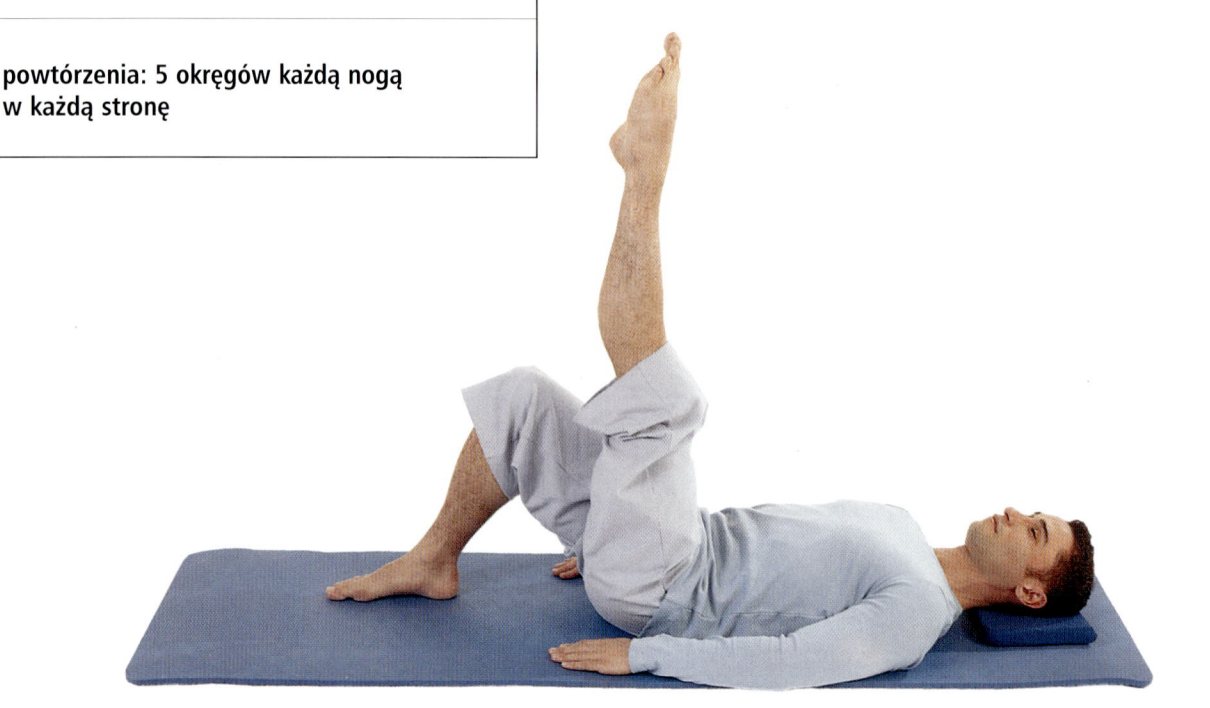

powtórzenia: 5 okręgów każdą nogą w każdą stronę

1 Połóż się na plecach z kolanami ugiętymi pod kątem 90° i stopami rozstawionymi na szerokość bioder. Ułóż ręce wzdłuż tułowia, przyciskając dłonie do maty dla większego oparcia. Upewnij się, że kark jest wydłużony, a barki rozluźnione i opuszczone. Unieś jedną wyprostowaną nogę ku sufitowi, wykręcając ją (patrz strona 27) w stawie biodrowym za pomocą niższych mięśni pośladków. Zaangażuj też wewnętrzną część uda. Obciągnij stopę. Druga noga pozostaje ugięta ze stopą na macie.

zobacz różnicę 79

① ② ③

uwaga:
W przypadku urazu pleców wykonuj tylko pod nadzorem.

Jeżeli usłyszysz „pstrykanie" w biodrze, ugnij lekko kolano i zataczaj mniejsze okręgi

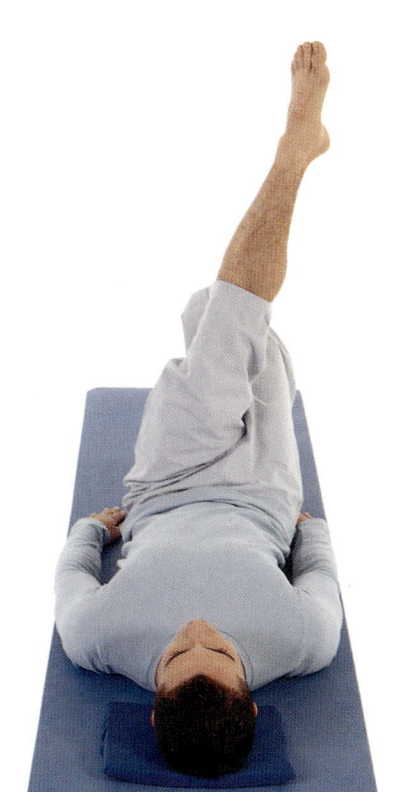

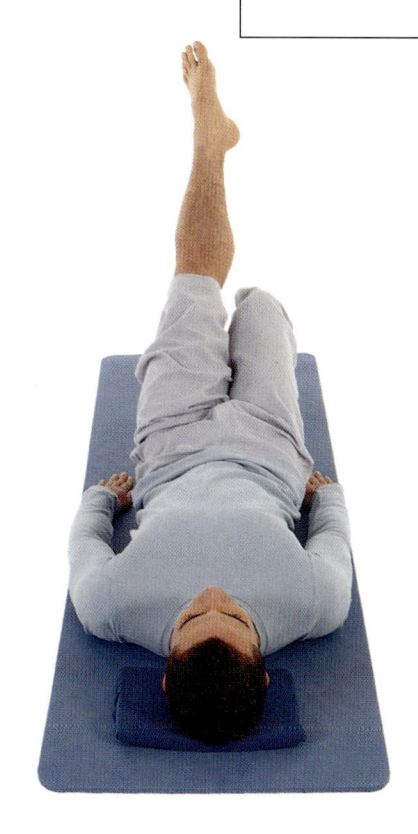

2 Wciągnij powietrze i skrzyżuj nogę nad ciałem, nie unosząc bioder z maty.

3 Wypuść powietrze, wciągając brzuch i zatocz nogą okrąg ku środkowej linii ciała.

okręgi jednonożne c.d.

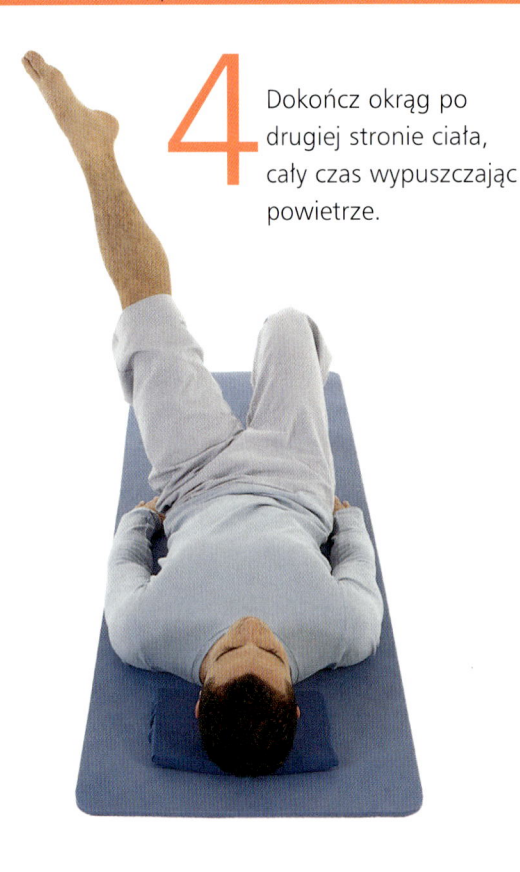

4 Dokończ okrąg po drugiej stronie ciała, cały czas wypuszczając powietrze.

5 Następnie przywróć nogę do pozycji początkowej, cały czas wypuszczając powietrze. Wyobraź sobie, że malujesz w powietrzu okrąg, używając dużego palca u nogi jako pędzel. Kontroluj ruch mięśniami brzucha, aby twój tułów i zgięta noga pozostały nieruchome. Powtórz 5 razy.

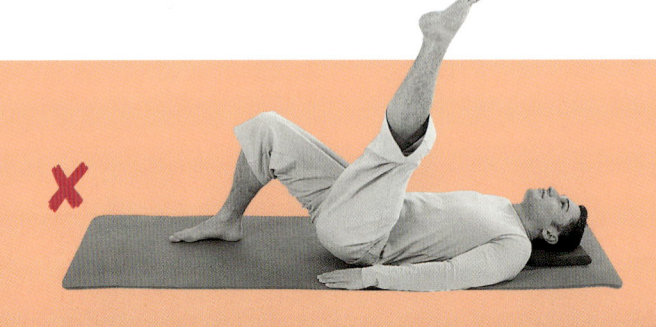

wskazówki

✗ Nie unoś miednicy.

✗ Nie napinaj barków i karku.

6

Zatocz okrąg w odwrotnym kierunku, wciągając powietrze przy zewnętrznym łuku i wydychając przy opuszczaniu i powrocie do środka. Powtórz 5 razy.

Przejście: Połóż obie stopy na macie, ugnij kolana, przewróć się na bok i unieś na rękach do „tocz się jak piłka" (strona 82). Możesz też opuścić uniesioną nogę i wyciągnąć ręce za głowę do „zwijania" (strona 108), a potem przejdź do „tocz się jak piłka".

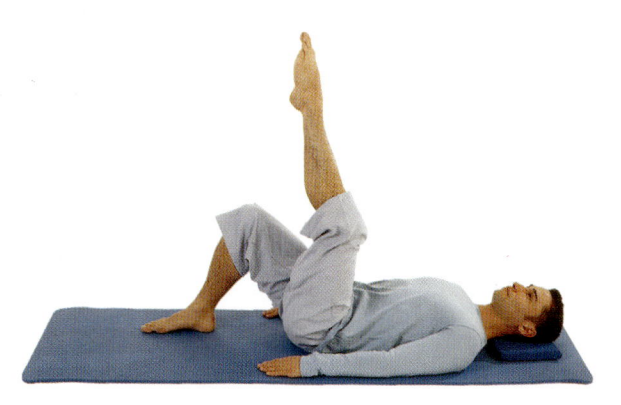

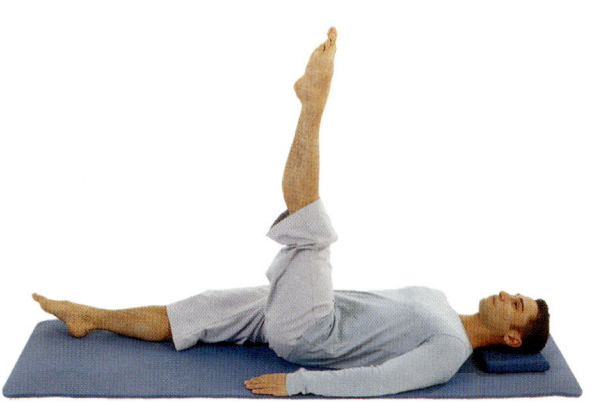

modyfikacje

Przy spiętych mięśniach półścięgnistych i plecach pozycja może wydawać się trudna. Jeżeli masz trudności z utrzymaniem obu bioder na macie, podczas unoszenia nogi ugnij lekko kolano.

Gdy już opanujesz to ćwiczenie, możesz zwiększyć stopień trudności, kładąc druga nogę płasko na macie i zwiększając średnicę okręgów.

✓ Trzymaj ciało nieruchomo podczas wykręcania nogi, aby się nie przechylić na bok i nie wygiąć kręgosłupa.

✓ Aby nie obciążać zbytnio mięśnia prostego uda, lekko wykręć nogę w biodrze i użyj mięśni pośladków przy wykonywaniu ruchu.

✓ Miej obciągnięte palce u stóp, aby utrzymać nogę zupełnie prosto.

✓ Nacisk w tym ćwiczeniu położony jest na część okręgu zataczaną ku górze.

tocz się jak piłka

korzyści

- wzmacnia mięśnie brzucha
- masuje kręgosłup i uelastycznia go
- poprawia równowagę i kontrolę ruchów

powtórzenia: 6-10 razy

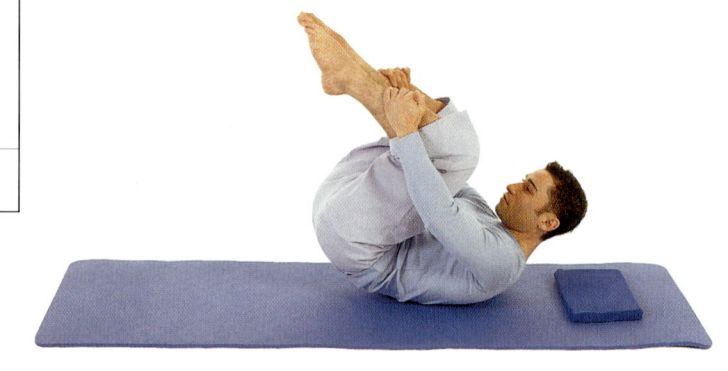

1 Usiądź na brzegu maty, trzymając stopy razem i kolana ugięte. Chwyć kostki rękoma, rozstawiając szeroko łokcie. Przyciągnij stopy do pośladków i zbliż głowę do kolan. Lekko rozchyl kolana. Odchyl się, tak, aby zaokrąglić plecy. Ciężar ciała spoczywa na kości ogonowej, stopy uniesione są nad matą. Utrzymaj tę zaokrągloną pozycję przez całe ćwiczenie.

2 Wciągnij powietrze i przetocz się do tyłu, aby łopatki dotknęły maty, cały czas utrzymując zaokrąglony kształt. Opuść kręgosłup na matę kręg po kręgu, unosząc pośladki w stronę sufitu. Wyobraź sobie, że grasz gamę na pianinie w miarę, jak będziesz czuł każdy kręg z osobna przyklejający się do maty.

wskazówki

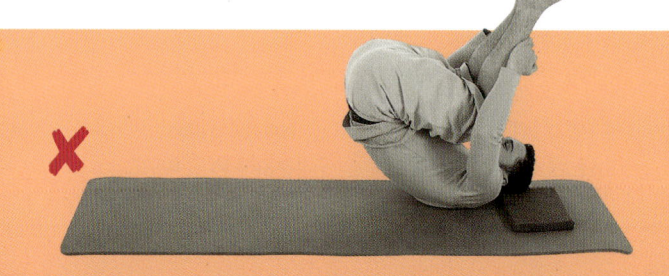

× Nie odsuwaj stóp od pośladków, utrzymaj kulisty kształt.

× Nie pozwól głowie dotknąć maty.

zobacz różnicę **83**

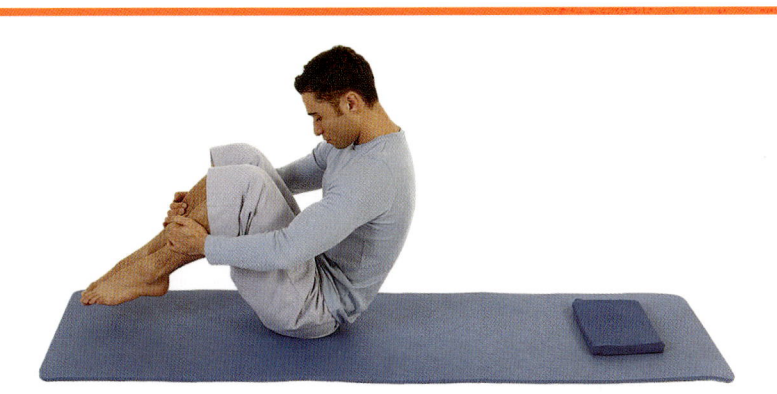

① ❷ ③

uwaga

Przy urazach pleców wykonuj wyłącznie pod nadzorem

Omiń ćwiczenie, jeżeli cierpisz na skoliozę.

3 Wypuść powietrze i wróć do pozycji wyjściowej, opierając się na kości ogonowej. Kręgosłup jest dalej zaokrąglony. Stopy są tuż nad ziemią. Łopatki są opuszczone w dół.

Przejście: Z pozycji siedzącej połóż się na macie, kręg po kręgu, i podciągnij kolana do klatki piersiowej w przygotowaniu do „dwunożnego rozciągania dla początkujących" (strona 84).

modyfikacje

Nie przejmuj się, jeżeli nie będziesz mógł od razu przetoczyć się całkiem do tyłu. Jeżeli masz trudności, umieść ręce za udami, rozstawiając szeroko łokcie. Złącz stopy, rozdziel lekko kolana i zaokrąglij plecy.

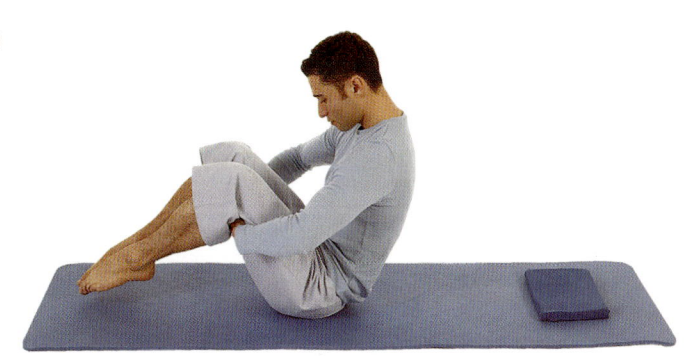

✓ Rozluźnij ramiona i nie unoś ich do uszu.

✓ Trzymaj głowę przy kolanach.

✓ Ruszaj się za pomocą mięśni brzucha, a nie z rozpędu.

✓ Cały czas miej plecy zaokrąglone.

rozciąganie dwunożne dla

korzyści

- wzmacnia mięśnie brzucha
- wzmacnia mięśnie nóg

powtórzenia: 6-10 razy

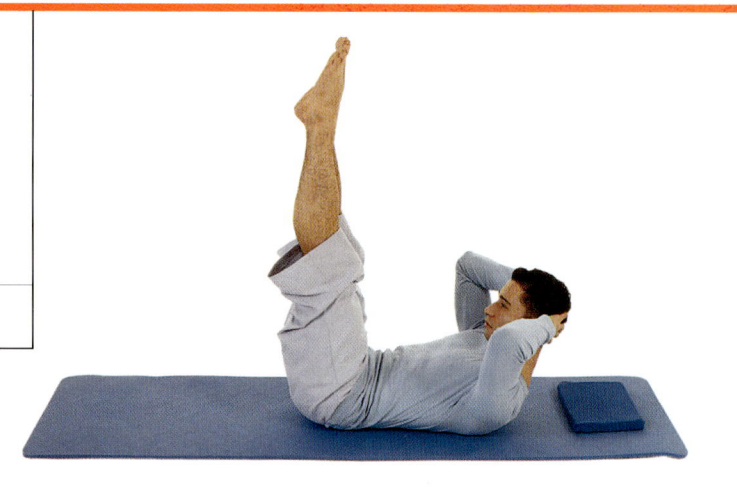

2 Wyciągnij nogi w stronę sufitu, będąc na wydechu, obciągając stopy.

Wyobraź sobie, że twoje plecy są przyklejone do podłogi.

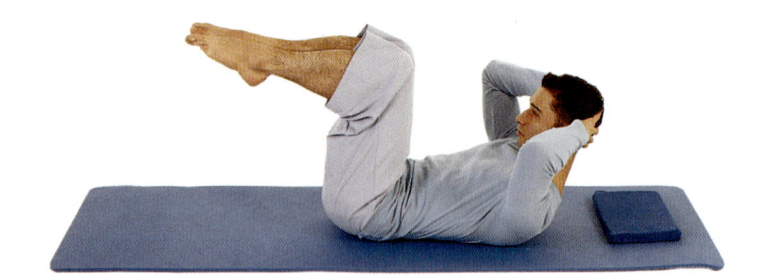

1 Połóż się na plecach i ugnij kolana tak, aby golenie były równoległe z podłogą. Kolana znajdują się pod kątem 90° względem tułowia. Spleć palce i załóż ręce za głowę. Łokcie rozstaw szeroko, ale miej je w polu widzenia. Zrób wdech, a następnie wydech powoli, wciągając mięśnie brzucha i unosząc głowę i barki nad matę. Opuść łopatki do dołu.

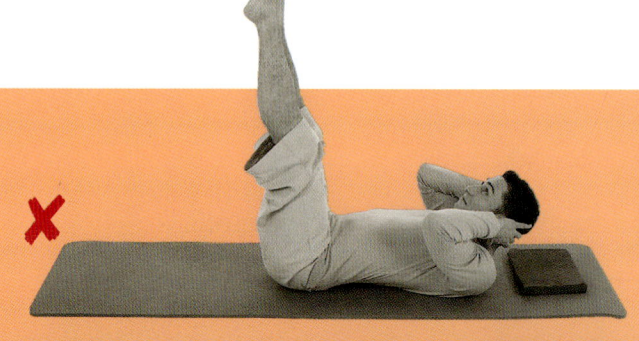

wskazówki

✗ **Nie zbliżaj do siebie łokci.**

✗ **Nie wyginaj pleców.**

początkujących

1 **2** **3**

uwaga
W przypadku urazu pleców, wykonuj wyłącznie pod nadzorem

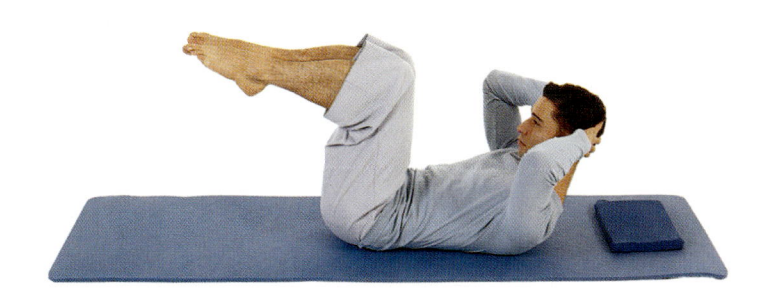

3 Wciągnij powietrze i ponownie zegnij kolana, pracując mięśniami brzucha.

4 Wypuść powietrze i opuść głowę z powrotem na matę.

Przejście: Lekko oprzyj ręce na jednym kolanie do „rozciągania jednonożnego" (strona 86).

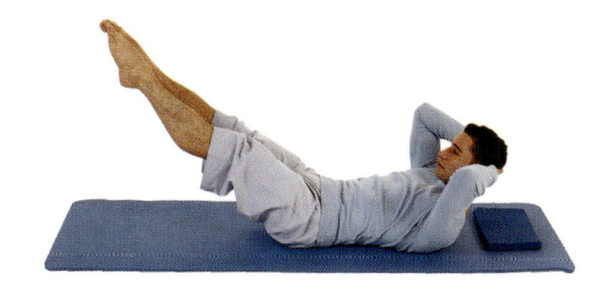

modyfikacje

Jeżeli nie możesz wyciągnąć nóg prosto do sufitu, ugnij je lekko i wyciągnij najdalej jak potrafisz.

Gdy opanujesz to ćwiczenie, możesz zacząć opuszczać wyprostowane nogi do kąta 45°. Jeżeli plecy uniosą się nad matę, oznacza to, że opuściłeś nogi zbyt nisko.

✓ **Pozwól głowie spocząć w rękach.** Używaj mięśni brzucha do unoszenia, żeby nie nadwerężyć karku.

✓ **Trzymaj łokcie rozstawione i barki rozluźnione.**

✓ **Upewnij się, że plecy leżą płasko na macie przez całe ćwiczenie.**

rozciąganie jednonożne

korzyści

- kształtuje mięśnie brzucha
- wyszczupla talię
- wspomaga poprawne ułożenie ciała

powtórzenia: 6-10 razy na każdą stronę, zmieniając na przemian nogi

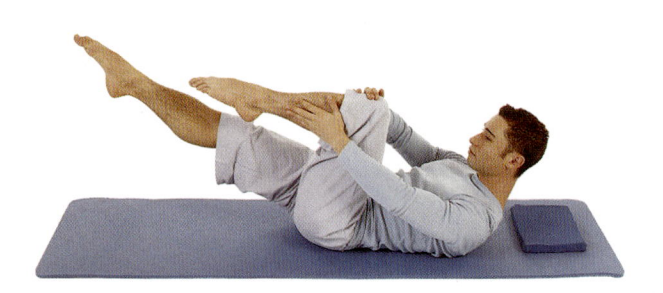

3 Wypuść powietrze i wyciągnij jedną nogę pod kątem 45°. Twój tułów i druga noga, podtrzymywana rękoma, są nieruchome. Jesteś teraz w pozycji wyjściowej. Wyobraź sobie, że twój tułów jest unieruchomiony w bryle lodu. Wciągnij powietrze.

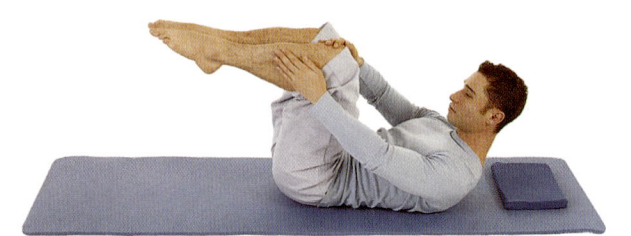

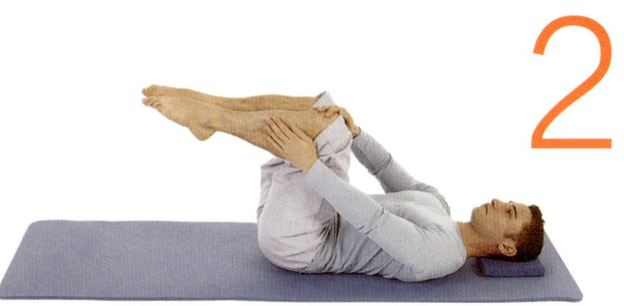

2 Wciągnij powietrze, pracując mięśniami brzucha i unieś głowę i barki ponad matę, przesuwając łopatki w dół.

1 Połóż się na plecach tak, aby golenie były równoległe do podłogi. Połóż jedną rękę na boku przeciwnego kolana. Drugą wyciągnij po zewnętrznej stronie nogi ku kostce. Kolana trzymaj razem. Szeroko rozstaw łokcie. Zrób wdech, a następnie wydech, wciągając mięśnie brzucha.

wskazówki

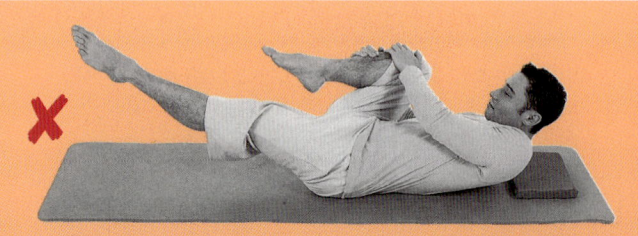

✗ Nie wykręcaj barków i bioder.

✗ Nie opuszczaj zgiętej nogi.

zobacz różnicę 87

① **②** ③

uwaga

W przypadku urazów pleców, wykonuj tylko pod nadzorem.

Ćwicz ostrożnie, jeśli masz słabe kolana.

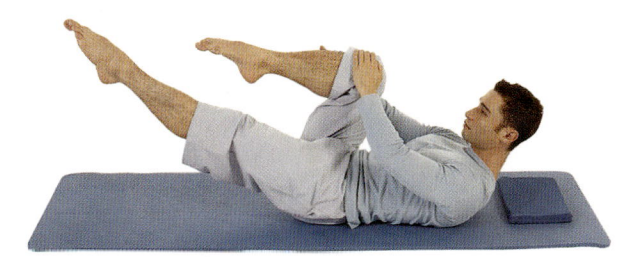

4 Nie zmieniając pozycji tułowia, wypuść powietrze i zmień nogi, zginając tę rozprostowaną, przekładając pod nią ręce i rozprostowując drugą pod kątem 45°. Zmieniaj nogi przy każdym wydechu zalecaną ilość razy. Między wydechami są delikatne wdechy. Nacisk jest na wydech przy zmianie nóg.

Przejście: Załóż ręce za głowę do „kratki dla początkujących" (strona 114). Możesz też przewrócić się na bok i unieść na rękach do pozycji siedzącej w przygotowaniu do „rozciągania kręgosłupa do przodu" (strona 88).

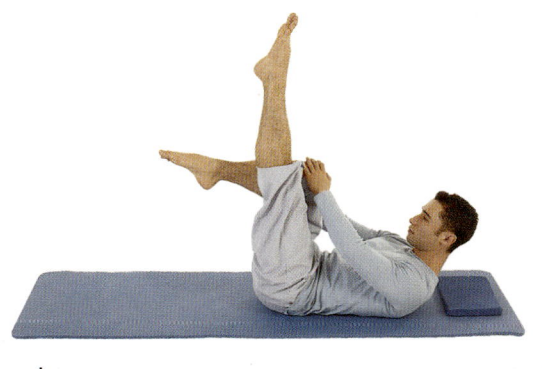

modyfikacje

Jeżeli masz trudności z utrzymaniem pleców na macie, spróbuj wyciągnąć nogę do sufitu zamiast pod kątem. Obniżaj nogę stopniowo, kiedy nabierzesz sił.

Jeżeli odczuwasz napięcie w karku, wykonuj ćwiczenie, podtrzymując głowę w dłoniach.

Możesz również położyć głowę na podgłówku, opierając obie ręce na kolanie.

Jeżeli odczuwasz ból w kolanie, umieść ręce pod kolanem lub opuść to ćwiczenie.

✓ **Trzymaj plecy prosto i łopatki przesunięte w dół przez cały czas.**

✓ **Uważaj na położenie rąk, wpływa ono na ułożenie ciała.**

✓ **Trzymaj tułów i zgiętą nogę nieruchomo, przy wyciąganiu drugiej.**

✓ **Trzymaj ugiętą nogę pod kątem 90° i nie opuszczaj łydki i stopy.**

rozciąganie kręgosłupa do

korzyści

- pracuje nad mięśniami brzucha
- rozciąga plecy
- uelastycznia kręgosłup
- rozciąga tylne mięśnie nóg
- poprawia postawę siedzącą

powtórzenia: 3-5 razy

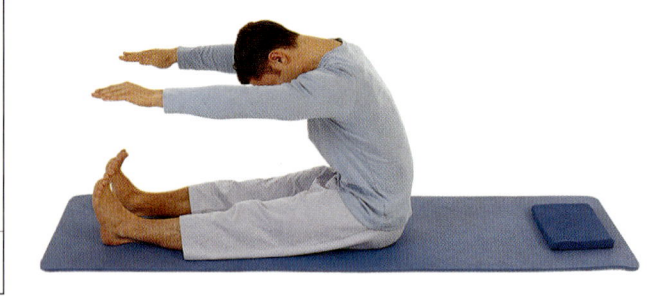

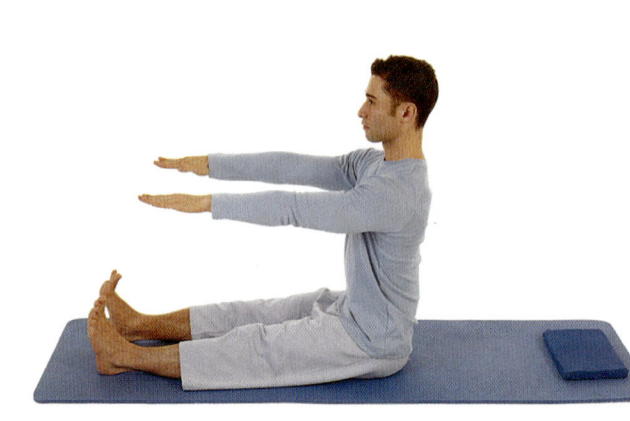

1 Usiądź prosto z prostymi nogami rozłożonymi na szerokość bioder i palcami stóp skierowanymi do sufitu. Unieś ręce równolegle do nóg na wysokość barków. Ściągnij łopatki. Wciągnij powietrze.

2 Wypuść powietrze, wciągając mięśnie brzucha i zaokrąglij kręgosłup do przodu kręg po kręgu, aż przyjmie kształt litery C. Wyobraź sobie, że opierasz wyprostowane plecy o ścianę. Opuść głowę i powoli odklej plecy od ściany. Oprzyj się rozciąganiu, napinając mięśnie brzucha przy pochylaniu się do przodu. Głowa powinna się znaleźć tuż nad ramionami, zgodnie z kształtem litery C.

wskazówki

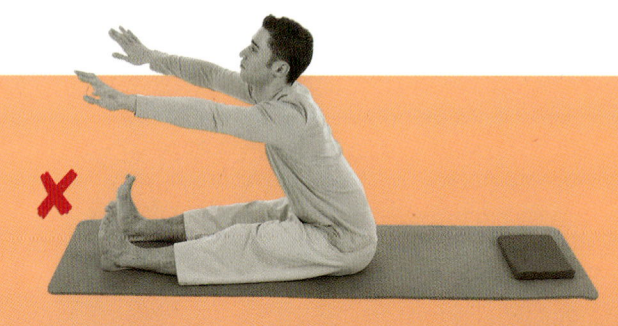

× Nie trzymaj rąk zbyt wysoko, powinny pozostać na wysokości barków.

× Zaokrąglaj stopniowo plecy.

przodu

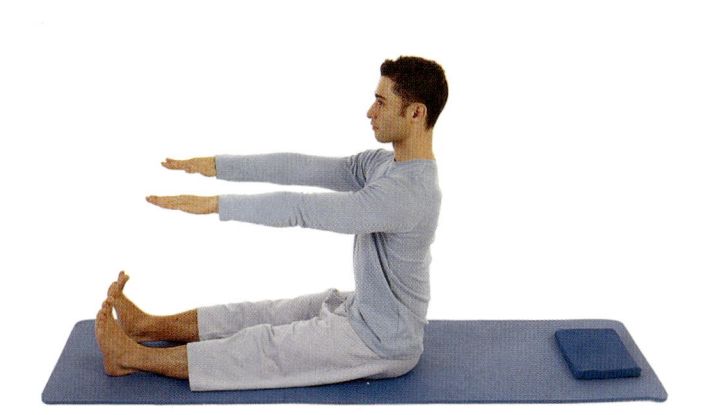

① **②** ③

uwaga

W przypadku jakiegokolwiek urazu kręgosłupa wykonuj tylko pod nadzorem. Wykonuj ostrożnie w przypadku sztywności dolnego kręgosłupa.

3 Wciągnij, a następnie wypuść powietrze, wciągając mięśnie brzucha. Rozciągaj się po wyimaginowanej ścianie aż do siadu wyprostowanego, kręg po kręgu. Prostuj po kolei dolny, środkowy, górny odcinek pleców, a na końcu głowę. Przez cały czas wciągaj mięśnie brzucha. Skup się na rozszerzaniu i rozsuwaniu bioder w miarę prostowania pleców.

Przejście: Rozstaw stopy bardziej niż na szerokość bioder, wyciągnij ręce na boki na wysokość barków, przygotowując się do wykonania „piły" (patrz str. 90).

modyfikacje

Jeśli rozciąganie tyłów kolan jest zbyt silne, zegnij lekko kolana, aby rozluźnić uda. Jeśli rozciąganie dolnego odcinka pleców jest zbyt intensywne lub ciężko ci siedzieć prosto z powodu napięcia bądź tego odcinka bądź mięśnia półścięgnistego, zegnij lekko kolana i nie rozwijaj się tak mocno. Rozszerzaj zakres ruchów w miarę nabierania elastyczności.

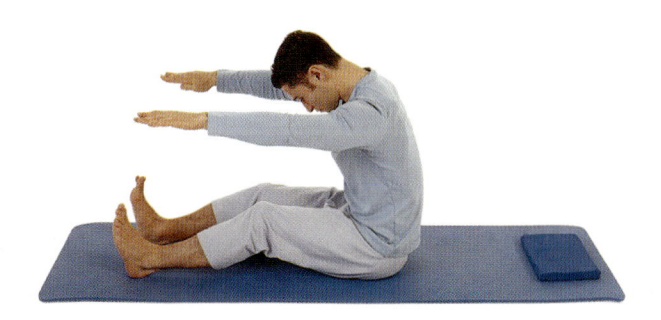

✓ Zachowaj odstęp między klatką piersiową a biodrami. Wyobraź sobie, że rozciągasz się, trzymając piłkę plażową między nogami tak, aby nie tułów nie zapadał się w czasie ruchu.

✓ Podczas zwijania, stopy pozostają napięte. Skup się na wypychaniu do przodu pięt tak, aby naprawdę poczuć rozciąganie w tylnej części nóg.

✓ Uważaj, aby nie napinać karku podczas rozciągania. Pozwól głowie zwisać.

✓ Rozwijaj się do siadu bez przechylania się do przodu lub do tyłu. Łopatki ściągnięte, czubek głowy celuje w sufit.

piła

Korzyści dla ciała:

- rozciąga mięśnie talii, bioder i tyłu ud
- poprawia skrętność kręgosłupa
- pomaga opróżnić i oczyścić płuca

powtórzenia: 3-5 na przemian z każdej strony

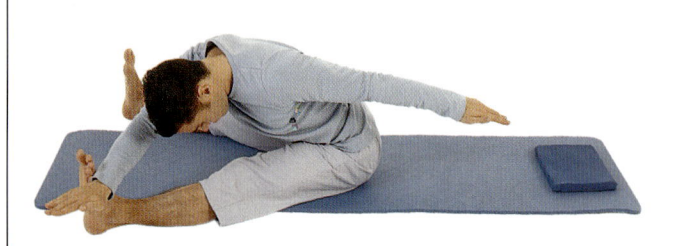

1 Usiądź prosto, wyciągając kręgosłup do góry aż po czubek głowy. Wyciągnij ręce prosto na boki, tak by pozostawały w polu widzenia, dłonie opuść w dół. Nogi wyprostuj i rozstaw trochę szerzej niż biodra i napnij stopy.

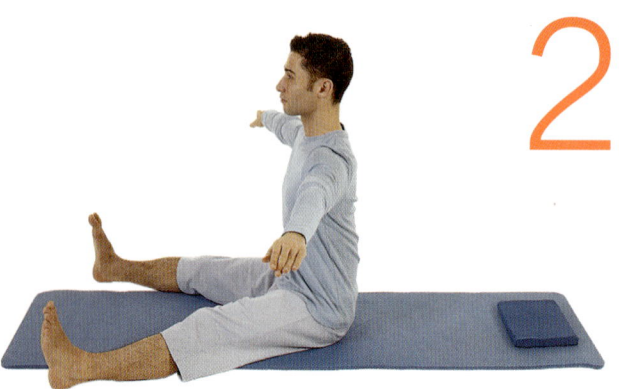

2 Wciągnij powietrze i powoli skręć tułów w talii. Pozwól rękom poruszać się wraz z tobą, aż przednia ręka znajdzie się nad przeciwległą nogą. Wydłuż kręgosłup w czasie skrętu, trzymając biodra i nogi mocno na macie.

3 Wypuść powietrze, wciągając mięśnie brzucha przechylając się do przodu, wyciągając przednią rękę przed siebie i do dołu, sięgając do małego palca u nogi. Wyobraź sobie, że odpiłowujesz sobie mały palec bokiem dłoni.

wskazówki

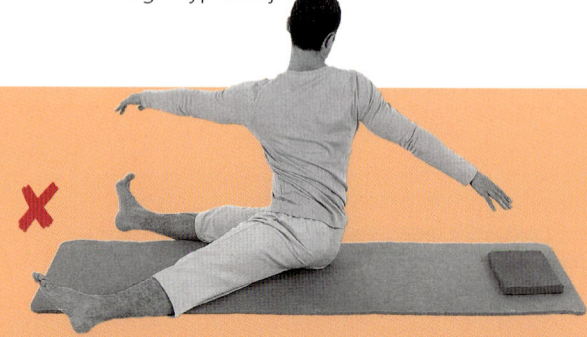

✗ **Nie przesuwaj bioder.**

zobacz różnicę

① **②** ③

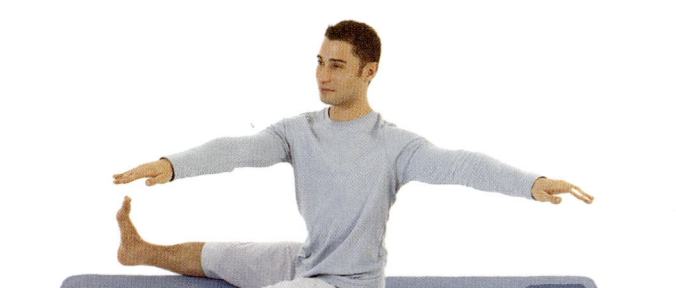

uwaga

Omiń to ćwiczenie w przypadku dolegliwości kręgosłupa lub szyi.

4 Wciągnij powietrze i pozostając na przekątnej powróć kręg po kręgu do pozycji siedzącej. Wyprowadź ten ruch ze środka. Przy podnoszeniu się unieś ręce, aby znalazły się na wysokości ramion, równolegle do podłogi.

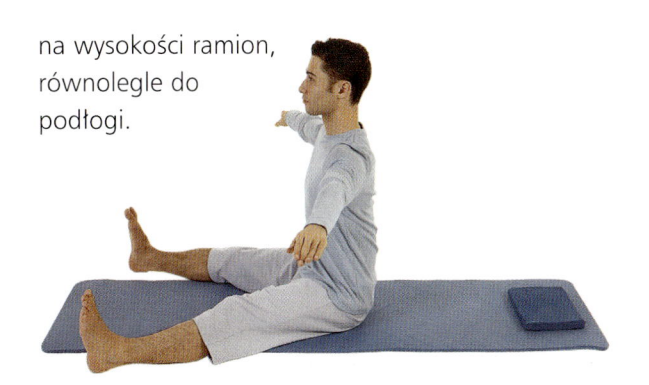

5 Wypuść powietrze, wciągając mięśnie brzucha i wróć do pozycji wyjściowej, przez skręt talii. Powtórz skręt w drugą stronę.

Przejście:
Zsuń wyprostowane nogi do „skrętu kręgosłupa" (strona 92).

modyfikacje

Jeżeli rozciąganie jest zbyt intensywne dla twoich kolan lub masz problemy z powrotem do pozycji siedzącej, ugnij lekko kolana.

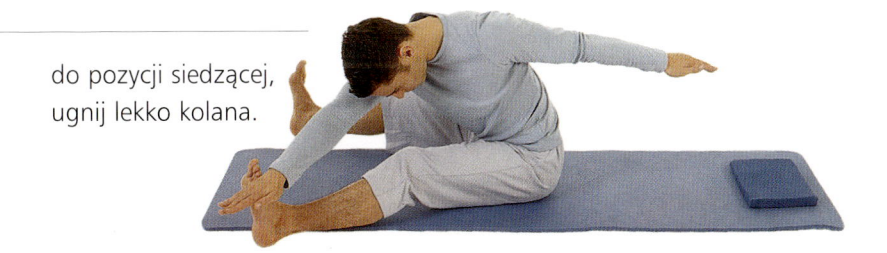

✓ Skręcaj się w talii, nie w biodrach. Kości biodrowe powinny być skierowane do przodu.

✓ Głowa porusza się wraz z ciałem, kark jest rozluźniony.

✓ Powracając do pozycji siedzącej, nie prostuj pleców, tylko je rozwiń.

skręt kręgosłupa

korzyści dla ciała

- wzmacnia kręgosłup
- wyciąga mięśnie z tyłu nóg
- wyszczupla talię
- usuwa „zużyte" powietrze z płuc

powtórzenia: 5 na przemian z każdej strony

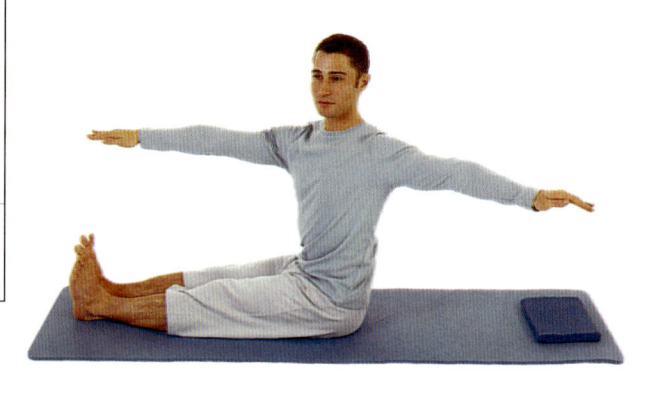

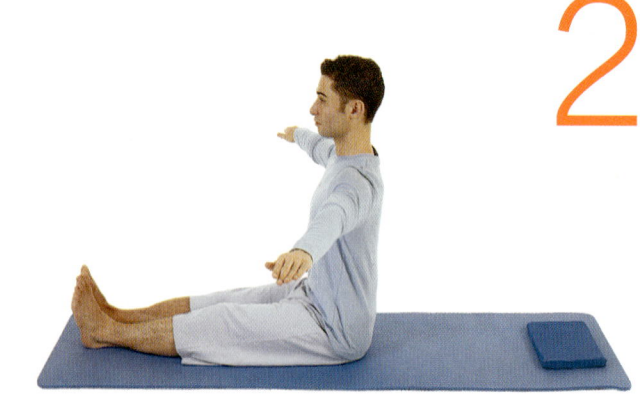

1 Usiądź prosto z rękoma wyciągniętymi na boki. Przez całe ćwiczenie dłonie skierowane są w dół, a łopatki opuszczone. Ręce powinny znajdować się na granicy pola widzenia. Nogi są wyprostowane, uda razem, a stopy napięte. Wciągnij powietrze.

2 Wypuść powietrze, wciągając mięśnie brzucha i przekręć się w jedną stronę. Pod koniec skrętu popraw dwukrotnie. Podczas skrętu biodra są nieruchome, a kręgosłup wyciągnięty ku sufitowi. Całkowicie wypuść powietrze. Wyobraź sobie, że wyżymasz kręgosłup jak mokry ręcznik podczas skrętu.

wskazówki

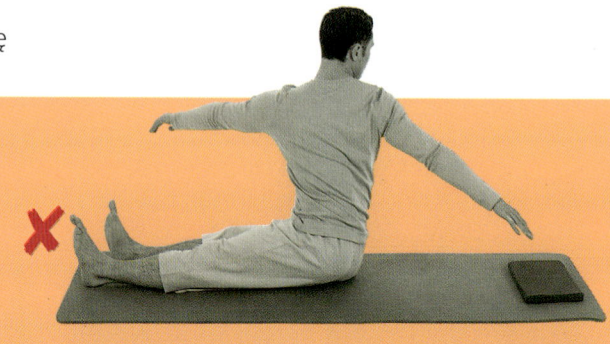

✗ Nie wykręcaj barków i nie przechylaj ciała do przodu.

✗ Nie pozwól piętom się przesunąć.

zobacz różnicę **93**

① ② ③

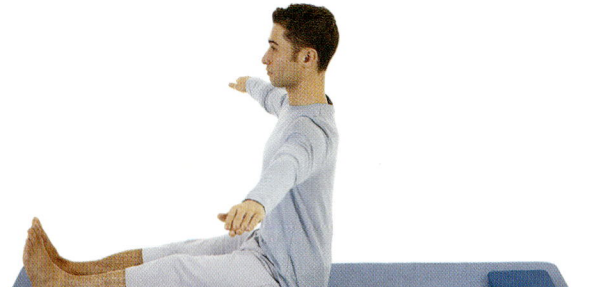

uwaga

Przy urazach pleców omiń to ćwiczenie.

Przy delikatnych barkach, nie rób zbyt głębokich skrętów.

3 Wciągnij powietrze i wróć do środka.

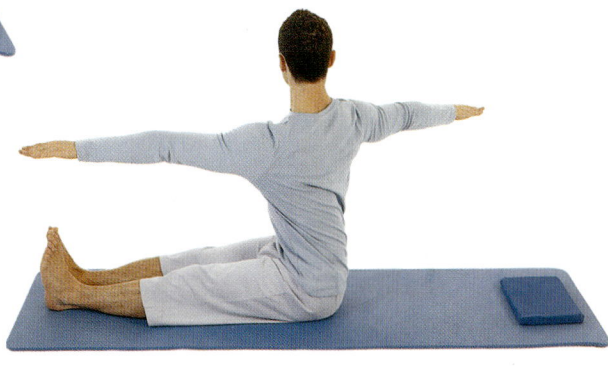

4 Wypuść powietrze, wciągając mięśnie brzucha i przekręć się w drugą stronę dwoma ruchami. Wciągnij powietrze, powracając do środka.

Przejście: Przewróć się na bok, w linii prostej do „podwójnego podniesienia nóg" (strona 54). Możesz też ugiąć kolana i rozwinąć kręgosłup na matę kręg po kręgu do "korkociągu" (strona 116).

modyfikacje

Jeżeli odczuwasz zbyt duże napięcie z tyłu nóg, lub nie możesz usiąść całkiem prosto, ugnij lekko kolana.

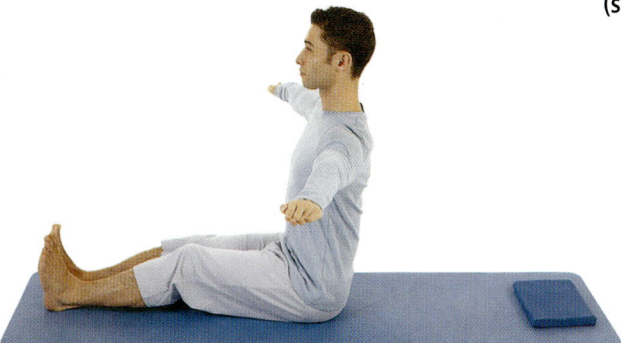

✓ **Jeżeli jedna pięta przesunięta jest bardziej niż druga, oznacza to, że niepoprawnie poruszasz biodrem.**

✓ **Skręcaj się w talii, z biodrami zwróconymi do przodu.**

✓ **Poruszaj głową wraz z ciałem, nie wykręcając jej za bardzo.**

deska

korzyści dla ciała:

- kształtuje i wzmacnia całe ciało, a szczególnie jego górną część

- wzmacnia plecy, klatkę piersiową, barki, tylną część ud, pośladki, mięśnie brzucha i ramiona

powtórzenia: 3 razy

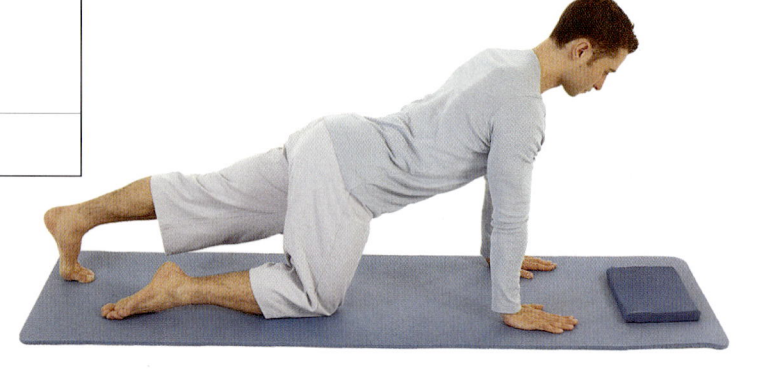

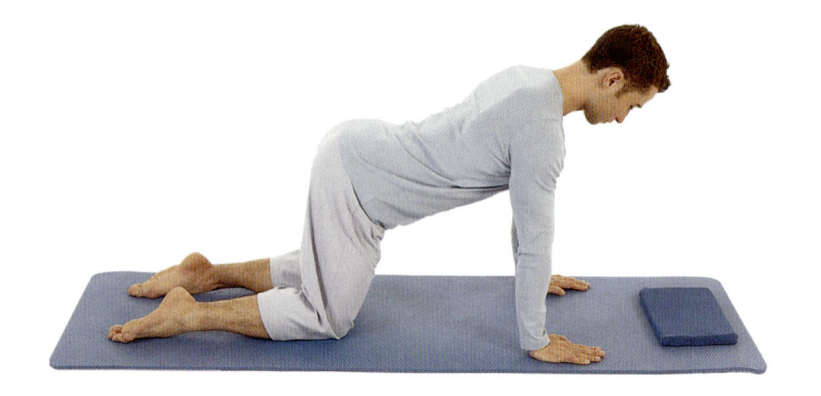

2 Wyciągnij nogę do tyłu i oprzyj przód stopy na podłodze, rozprostowując nogę i przenosząc na nią ciężar ciała.

1 Stań na czworaka, z wyprostowanymi rękoma w jednej linii z ramionami. Nie usztywniaj łokci. Kolana rozstaw na szerokość bioder.

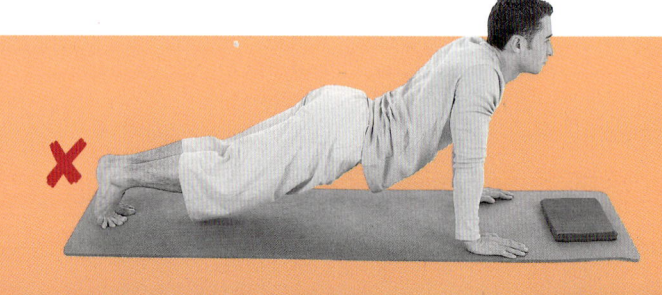

wskazówki

✗ Nie trać linii przekątnej, opuszczając biodra.

✗ Nie dopuść do zapadnięcia się ramion.

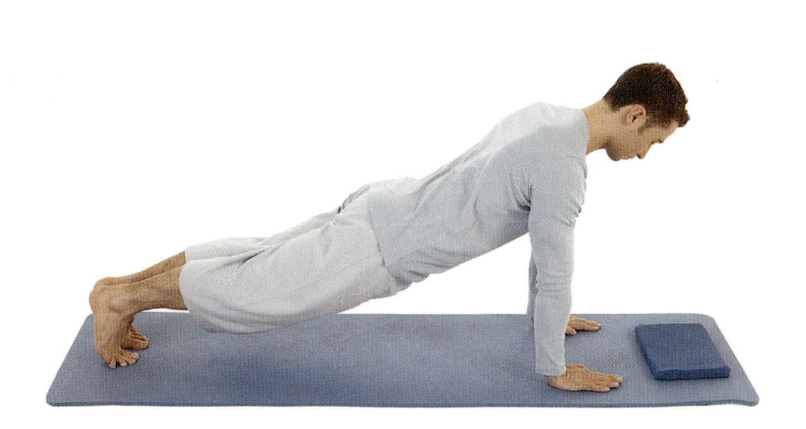

uwaga

Omiń to ćwiczenie w przypadku problemów z barkami lub łokciami.

Omiń to ćwiczenie, jeżeli masz słabe ręce lub nadgarstki.

3 Rozprostuj drugą nogę, dołączając ją do pierwszej i rozłóż wagę ciała równo na obie stopy. Stopy i nogi powinny być złączone. Wciągnij mięśnie brzucha, by podeprzeć kręgosłup. Ręce są wyprostowane, ramiona naciskają w dół. Ciało ma kształt deski - prostej linii od ramion, aż po pięty. Wyobraź sobie, że jesteś jak sztywny metalowy pręt. Utrzymaj tę pozycję przez 2-4 oddechy. Ugnij kolana dla odpoczynku, następnie powtórz dwukrotnie.

Przejście: Powrót do pozycji klęczącej. Usiądź prosto z nogami wyciągniętymi przed sobą do „deski odwróconej" (strona 96).

modyfikacje

Jeżeli nie jesteś wystarczająco silny, by utrzymać tę pozycję lub wymusza ona zbyt duży nacisk na nadgarstki, omiń na razie to ćwiczenie.

- ✓ Pewnie oprzyj ręce i stopy na macie.
- ✓ Wydłuż kark, wyciągając czubek głowy. Kark powinien być w tej samej linii, co reszta kręgosłupa. Patrz w dół.
- ✓ Ściśnij uda i pracuj pośladkami, by upodobnić się do metalowego pręta.
- ✓ Aby utrzymać miednicę w linii z resztą ciała, unieś lekko kość łonową. Nie unoś, ani nie opuszczaj pośladków.

deska odwrócona

korzyści dla ciała:

- wzmacnia mięśnie brzucha
- kształtuje i wzmacnia pośladki i tył ud
- wzmacnia górną część tułowia

powtórzenia: 3 razy

1 Usiądź prosto, z nogami wyciągniętymi przed sobą. Ręce oprzyj za plecami i skieruj palce ku plecom. Cały czas miej ściśnięte uda. Wciągnij powietrze.

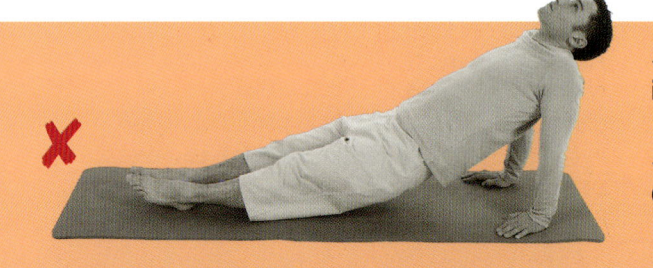

wskazówki

✗ Nie pozwól biodrom i barkom się zapaść.

✗ Nie odchylaj głowy do tyłu.

zobacz różnicę 97

① **②** ③

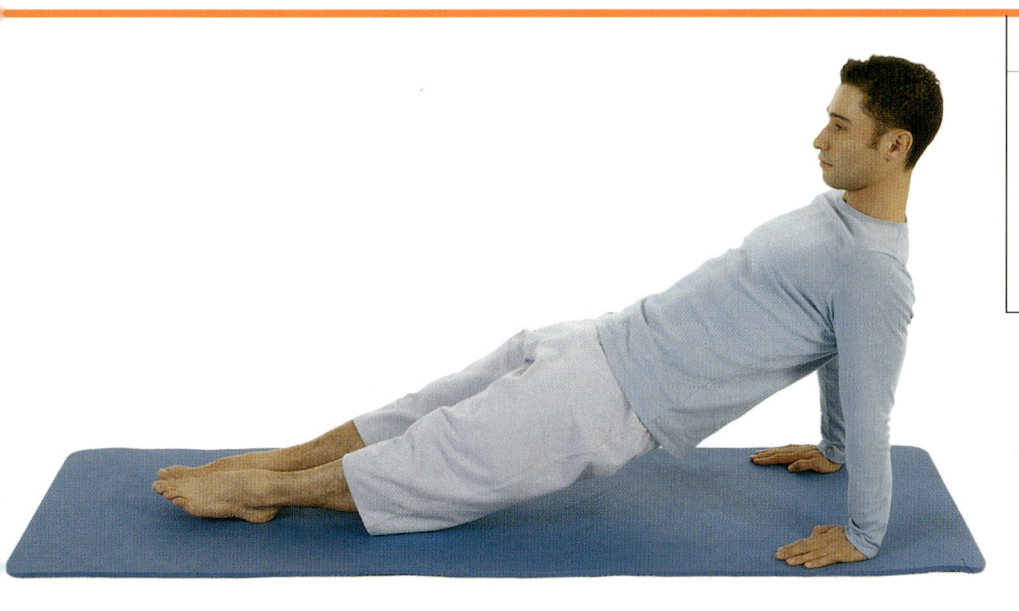

uwaga

Omiń to ćwiczenie w przypadku urazów łokcia lub barków.

Omiń to ćwiczenie, jeżeli masz słabe nadgarstki lub ręce.

2 Wypuść powietrze, wciągając mięśnie brzucha i wypnij biodra do góry. Użyj mięśni pośladków i ściągnij łopatki w dół. Trzymaj plecy prosto. Patrz przed siebie.

Wyobraź sobie, że jesteś sztywnym metalowym prętem. Utrzymaj tę pozycję przez 2-4 oddechy. Opuść biodra na matę, odpocznij i powtórz dwa razy.

Przejście: Powoli opuść biodra i wróć do pozycji wyjściowej. Oprzyj ręce po bokach, unieś się i przesuń do przodu w przygotowaniu do „foki" (strona 98).

modyfikacje

Jeżeli ta pozycja jest niewygodna dla twoich rąk lub nadgarstków, wykręć lekko dłonie na zewnątrz.

Jeżeli mimo to jest ci trudno, omiń na razie to ćwiczenie. Z początku ułóż głowę tak, by patrzyć przed siebie, lecz z czasem pozwól głowie i szyi utworzyć jedną linię z kręgosłupem.

✓ **Wyciągnij czubek głowy w kierunku sufitu, wydłużając szyję.**

✓ **Przesuń łopatki w dół.**

✓ **Użyj mięśni brzucha i pośladków, aby utrzymać biodra w górze.**

✓ **Pozostaw pięty na macie, nawet, jeżeli musisz lekko unieść palce stóp.**

foka

korzyści dla ciała

- doskonały masuje kręgosłup
- uelastycznia kręgosłup
- wzmacnia mięśnie brzucha
- poprawia równowagę i kontrolę ruchów
- doskonale relaksuje

powtórzenia: 5-10 razy

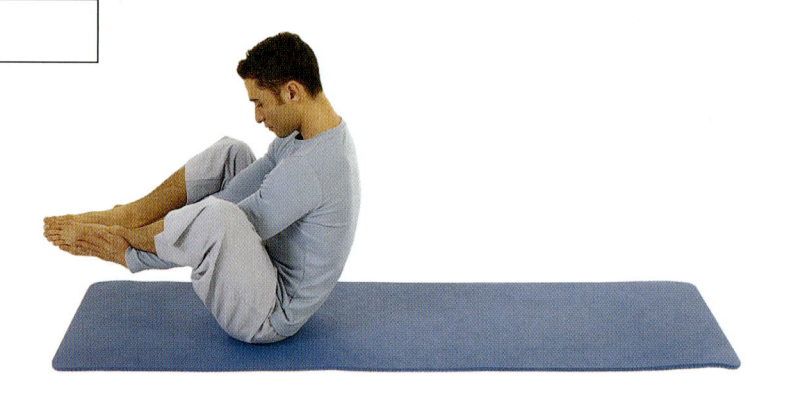

1 Usiądź na brzegu maty, przyciągnij kolana do klatki piersiowej i złącz pięty. Rozchyl kolana na szerokość bioder i przepleć ręce przez nogi, by chwycić za zewnętrzna stronę kostek.

Zaokrąglij plecy i lekko się odchyl, by stopy znalazły się nad matą, a ciężar ciała opierał się na kości ogonowej. Nachyl brodę ku klatce piersiowej.

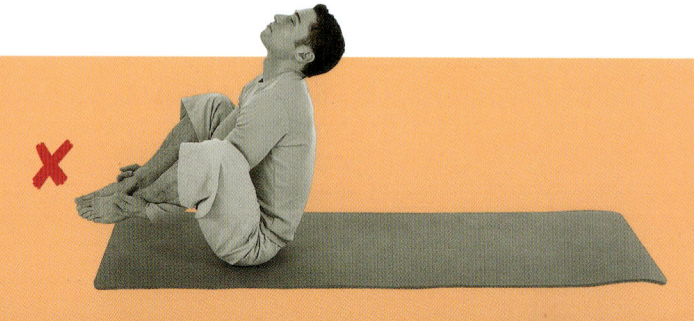

wskazówki

✗ Nie unoś ramion.

✗ Nie przechylaj głowy do przodu ani do tyłu i nie opieraj się na karku.

zobacz różnicę **99**

① **②** ③

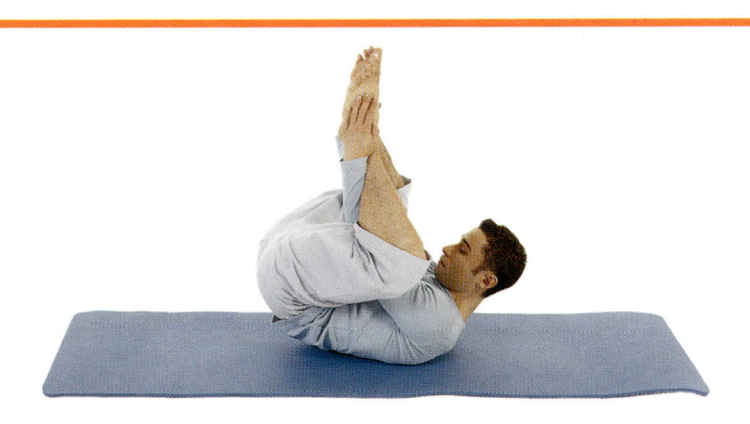

uwaga

W przypadku urazu szyi lub pleców omiń to ćwiczenie.

Wykonuj ostrożnie, jeżeli masz słabe nadgarstki lub łokcie.

2 Wciągnij powietrze i przechyl się w tył, kręg po kręgu, aż łopatki dotkną maty, a pośladki uniosą się w górę. Trzykrotnie klaśnij piętami, jak foka płetwami, cały czas trzymając brodę przy klatce piersiowej.

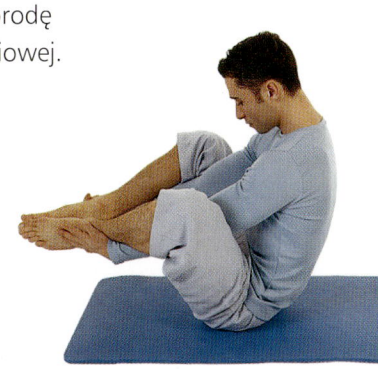

3 Wypuść powietrze, wciągając mięśnie brzucha i wróć do pozycji siedzącej, z końca pierwszego punktu. Ponownie klaśnij trzykrotnie piętami.

modyfikacje

Jeżeli trudno ci się kołysać, omiń tymczasowo klaskanie i skup się na kołysaniu przy użyciu mięśni brzucha. Wróć do klaskania przy nachyleniu do przodu, kiedy będziesz silniejszy, a później dodaj klaskanie przy nachyleniu do tyłu.

✓ **Skup się nad utrzymaniem równowagi na początku i końcu ruchu.**

✓ **Kołysz się przy użyciu mięśni brzucha, nie korzystaj z siły rozpędu.**

✓ **Trzymaj łopatki przesunięte w dół i upewnij się, że przez cały czas masz zaokrąglone plecy.**

① ② ③

ciało jak nowe

korzyści po 30 sesjach

Trenuj Pilates przez około 30 sesji na poziomie odpowiednim dla twojego ciała. Odkryjesz zupełnie nowy sposób poruszania się, a twoje ciało zacznie nabierać kształtów.

korzyści zewnętrzne

Po trzydziestu poprawnie wykonywanych sesjach Pilates zauważysz widoczne zmiany:

- Będziesz wyglądać silniej i szczuplej. Zaczynasz równoważyć ciało, kształtować zwiotczałe mięśnie i rozciągać te zbite.
- Mięśnie brzucha staną się silniejsze i bardziej płaskie, uda wyszczupleją i ujędrnią się.
- Mięśnie rąk się wyrobią, pośladki się uniosą i ujędrnią. Całe ciało stanie się bardziej opływowe.

Po 30 sesjach wiele osób kupuje ubrania o rozmiar mniejsze, bez utraty kilogramów. Mięśnie zajmują mniej miejsca niż tłuszcz, ale ważą więcej, a po 30 sesjach z pewnością będziesz miał więcej mięśni. Ponadto większa ilość mięśni przyspiesza przemianę materii. Jeżeli połączysz ten program ze zdrowym planem odchudzania, możesz bezpiecznie zrzucić aż do 10 kg, w zależności od masy ciała.

- Wraz z nową elastycznością odkryjesz, że możesz poruszać się swobodniej. Nadwerężone mięśnie rozluźnią się, ustaną bóle pleców, zmniejszy się napięcie w karku i barkach. Twoje stawy staną się bardziej mobilne i przestaną przysparzać tylu problemów.

- Będziesz bardziej świadom swojego ciała i poprawisz jego postawę.
Pozbędziesz się złych nawyków. Będziesz poruszać się inaczej i wyglądać młodziej.

korzyści wewnętrzne

- Poczujesz się wypoczęty i odprężony. Twój umysł będzie bardziej czujny gotowy na nowe wyzwania.

- Twoje samopoczucie poprawi się. Będziesz o wiele bardziej pewny siebie i doznasz głębokiego uczucia komfortu.

- Założę się też, że po 30 sesjach Pilates stanie się programem ćwiczeń, który z przyjemnością będziesz uprawiał przez całe życie.

program poziomu trzeciego

Do tej pory zapewne opanowałeś już ćwiczenia z drugiego poziomu i rozumiesz jasno zasady Pilates. Jesteś gotów dalej zgłębiać wiedzę i przejść do poziomu trzeciego.

Ćwicz sekwencję ćwiczeń z trzeciego poziomu trzy razy w tygodniu, najlepiej z jednodniową przerwą między ćwiczeniami. Wykonuj je w kolejności podanej w „**tabeli kolejności ćwiczeń**" (strony 104-105), dodając jedno lub dwa nowe ćwiczenia przy każdym treningu.

Przechodzisz teraz do średnio zaawansowanego poziomu Pilates. Wiele ćwiczeń z poziomu pierwszego i drugiego powtarza się w trzecim, ale niektóre zostały zmodyfikowane w celu podwyższenia stopnia trudności. Dodano także kilka nowych ćwiczeń, do których z pewnością przyda ci się nowo zdobyta siła i elastyczność.

Pamiętaj, by dokładnie przeczytać instrukcje przed przystąpieniem do nowego ćwiczenia. Jeżeli po jednym powtórzeniu ćwiczenie wyda ci się zbyt trudne, spróbuj jego zmodyfikowane wersji.

Jeżeli jakiekolwiek ćwiczenie wyda ci się zbyt trudne lub doznałeś urazu uniemożliwiającego jego wykonanie, omiń je na razie. Pamiętaj, by trzymać się kolejności ćwiczeń, które zostały tak zestawione, by stworzyć jak najbardziej wydajny program.

pamiętaj o zasadach Pilates

Wraz z postępami staraj się włączać do swoich treningów sześć „**podstawowych zasad Pilates**" (strona 22). Przy każdym treningu skup się na jednej z nich:

Oddychanie
Koncentracja
Kontrola
Dośrodkowanie
Precyzja
Płynność

Kiedy już opanujesz ćwiczenia, możesz trochę przyśpieszyć tempo, ale nie zapomnij, że w Pilates najważniejsza jest jakość ruchów, więc nie śpiesz się zbytnio. Mimo to, jeżeli jesteś w stanie wykonać ćwiczenie dokładnie i w szybszym tempie, to nic nie stoi na przeszkodzie.

Korzystaj z przejść, by ćwiczenia przechodziły gładko z jednego w drugie.

Zalicz co najmniej 30 sesji Pilates, a poczujesz się tak, jakbyś miał całkiem nowe ciało, a nawet jakbyś cały się zmienił.

poziom trzeci: tabela kolejn

Ta tabela zawiera większość ćwiczeń z poziomu pierwszego i drugiego, lecz niektóre z nich zostały zmodyfikowane dla utrudnienia. Są tu też całkiem nowe ćwiczenia, które naprawdę zmienią twoje ciało. Podczas treningów zerkaj od czasu do czasu na instrukcje, by upewnić się,

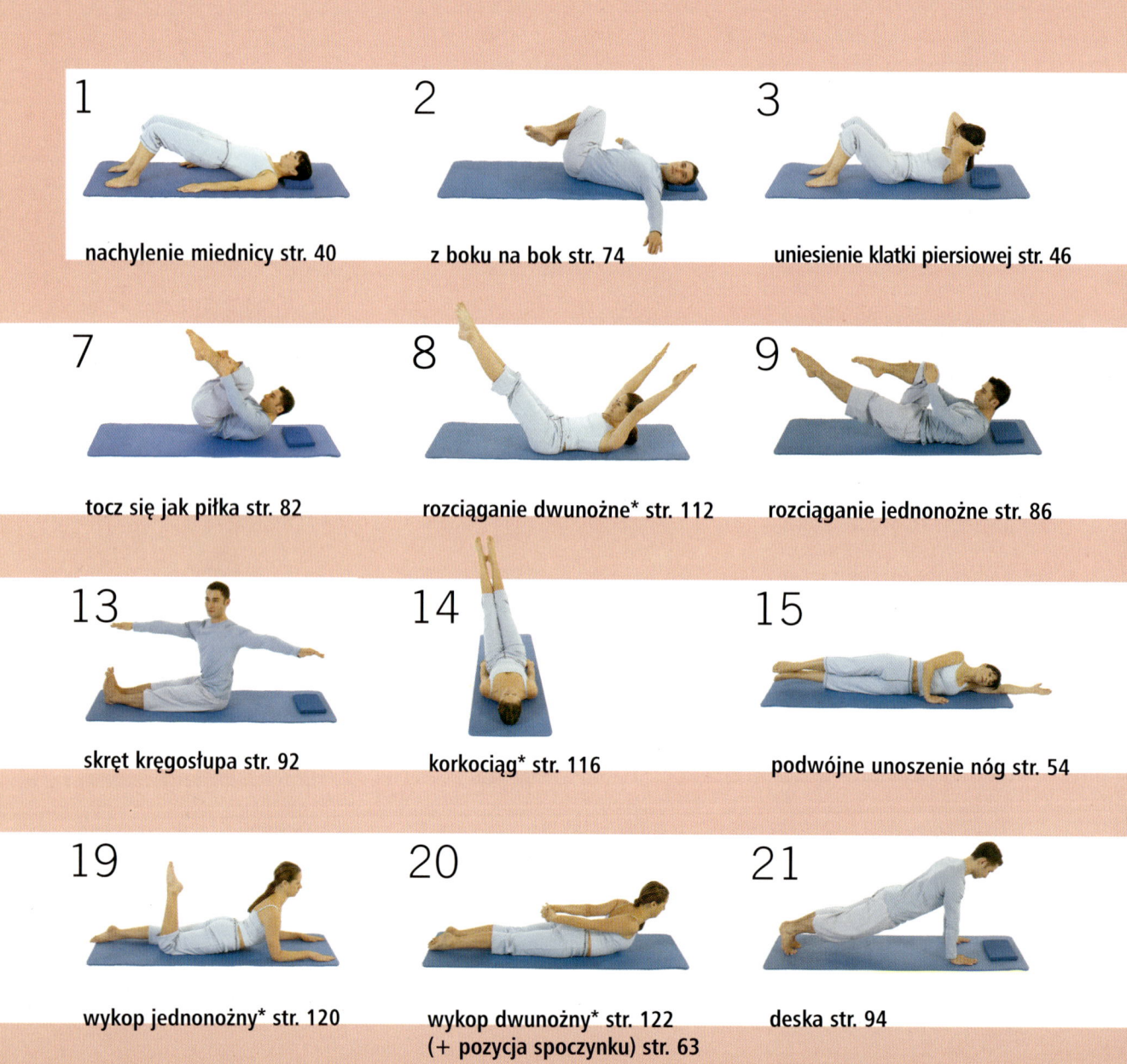

1 nachylenie miednicy str. 40

2 z boku na bok str. 74

3 uniesienie klatki piersiowej str. 46

7 tocz się jak piłka str. 82

8 rozciąganie dwunożne* str. 112

9 rozciąganie jednonożne str. 86

13 skręt kręgosłupa str. 92

14 korkociąg* str. 116

15 podwójne unoszenie nóg str. 54

19 wykop jednonożny* str. 120

20 wykop dwunożny* str. 122 (+ pozycja spoczynku) str. 63

21 deska str. 94

* nowe ćwiczenia

ości ćwiczeń

że stosujesz wszystkie wskazówki i by zobaczyć, czy czas już przystąpić do zmodyfikowanej, utrudnionej wersji ćwiczenia.

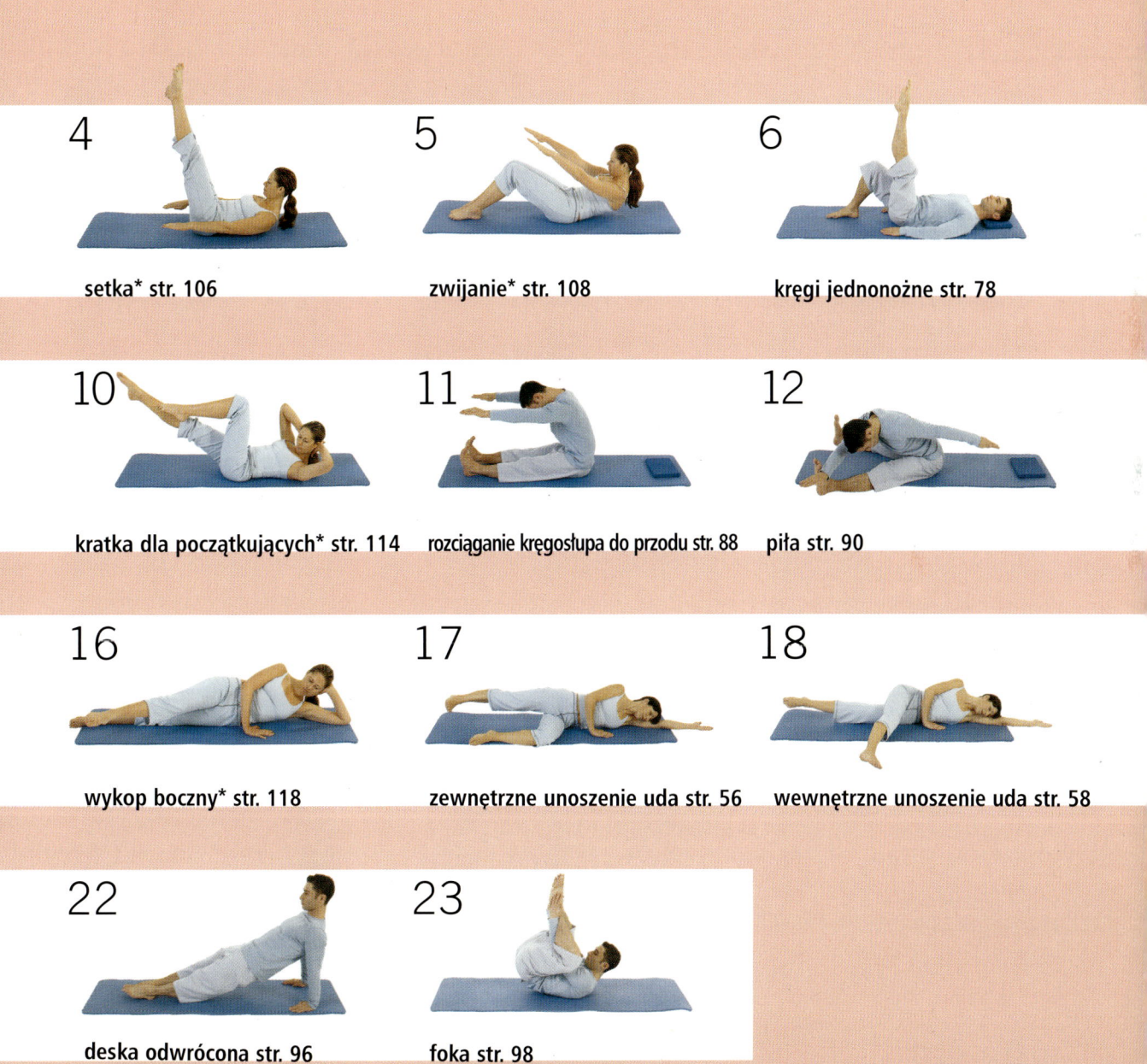

4 setka* str. 106

5 zwijanie* str. 108

6 kręgi jednonożne str. 78

10 kratka dla początkujących* str. 114

11 rozciąganie kręgosłupa do przodu str. 88

12 piła str. 90

16 wykop boczny* str. 118

17 zewnętrzne unoszenie uda str. 56

18 wewnętrzne unoszenie uda str. 58

22 deska odwrócona str. 96

23 foka str. 98

setka

korzyści dla ciała:

- doskonale wzmacnia mięśnie brzucha
- wzmacnia mięśnie górnej części pleców i klatki piersiowej
- pobudza krążenie
- zwiększa wytrzymałość

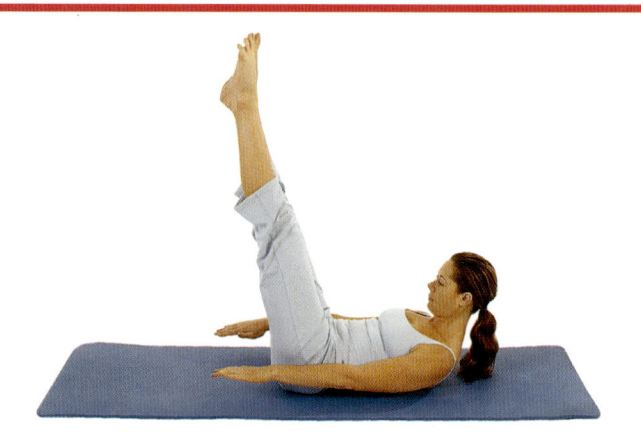

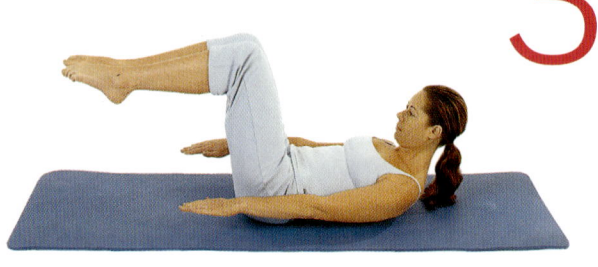

3 Wypuść powietrze, wciągając mięśnie brzucha trochę głębiej i wyciągnij nogi do sufitu. Uda ściśnij razem. Wyobraź sobie, że ciężarek przyciska twój brzuch do podłogi. Wzrok skieruj na pępek.

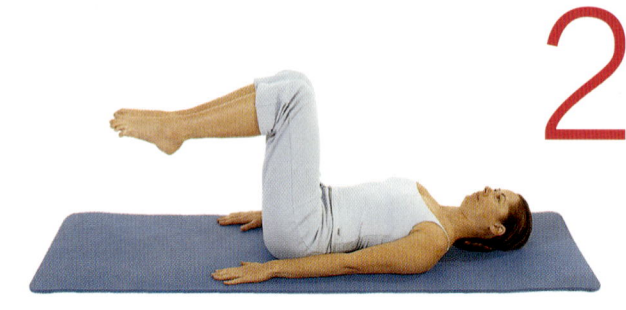

2 Wciągnij powietrze, pracując mięśniami brzucha i używając ich do oderwania głowy i barków od maty, zginając się w mostku. Wyciągnij ręce od siebie, poza biodra, trzymając łopatki opuszczone i barki rozluźnione.

1 Połóż się na plecach, ugnij kolana i wyciągnij ręce wzdłuż tułowia, dłońmi do dołu. Przyciągnij kolana do klatki piersiowej. Wydłuż kark i ściągnij łopatki w dół. Zrób wdech i wydech, wciągając brzuch.

wskazówki

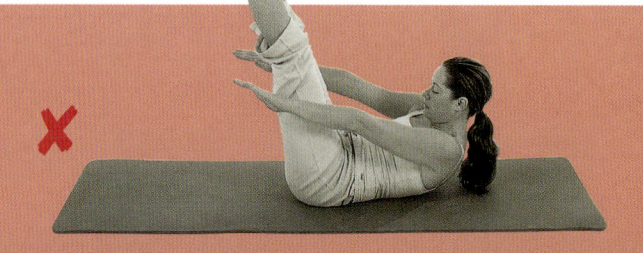

✕ Nie unoś zbyt wysoko pleców.

✕ Nie unoś ramion ku uszom.

ciało jak nowe **107**

① ② **③**

uwaga

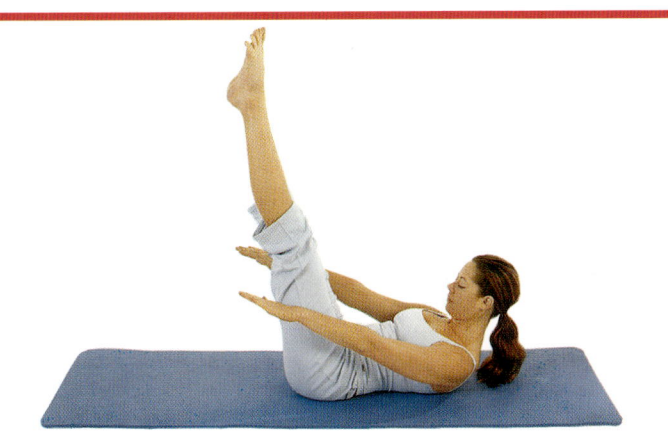

To trudne ćwiczenie. Jeżeli poczujesz jakiekolwiek bóle w plecach, omiń je na razie. Poczekaj, aż będziesz mógł wykonać ćwiczenie, nie wyginając pleców i nie wypinając mięśni brzucha.

4 Szybko przesuwaj ręce w przód i w tył, wyprowadzając ruch spod łopatek. Przez 5 przesunięć wciągaj i przez 5 wypuszczaj powietrze. Wykonaj 100 przesunięć, (tzn. 10 pełnych oddechów).

Przejście: Przyciągnij kolana do klatki piersiowej, opuszczając głowę i barki do „zwijania" (strona 108).

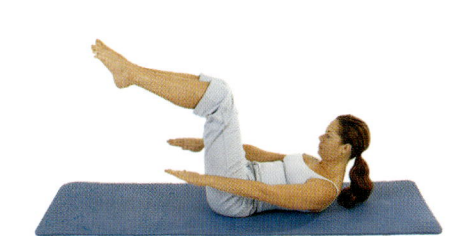

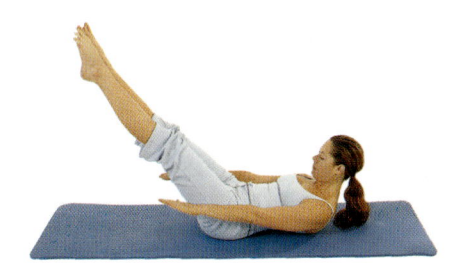

modyfikacje

Z początku możesz nie być w stanie wykonać 100 przesunięć. Zacznij od 50 i powoli zwiększaj liczbę przy każdym treningu. Jeżeli wyginasz plecy, lub czujesz w nich napięcie, ugnij kolana przy przesuwaniu. Wróć stopniowo do trzymania nóg pod kątem 90°, gdy staniesz się silniejszy. Kiedy już z łatwością będziesz mógł wykonywać ćwiczenie z uniesionymi nogami, opuść je lekko, by podnieść stopień trudności. Powoli dojdź do kąta nachylenia 45°. Jeżeli odczuwasz napięcie w karku, opuść głowę i odpocznij chwilę.

Możesz też założyć ręce za głowę i podtrzymywać ją przez całe 10 oddechów.

✓ **Trzymaj plecy płasko na macie i łopatki ściągnięte w dół przez cały czas.**

✓ **Nie napinaj karku. Myśl o wyciąganiu ciała od mostka przy pomocy mięśni brzucha, a nie poprzez wyciąganie szyi.**

✓ **Wykonuj krótkie i szybkie ruchy, trzymaj ręce przy bokach. Nie unoś się wyżej niż do połowy uda.**

✓ **Oddychaj delikatnie, wciągając powietrze przez nos i wypuszczając przez usta.**

zwijanie

korzyści dla ciała:

- wzmacnia mięśnie brzucha
- rozciąga plecy i uelastycznia je
- wyrównuje kręgosłup
- wydłuża mięśnie z tyłu ud

powtórzenia: 3-5 razy

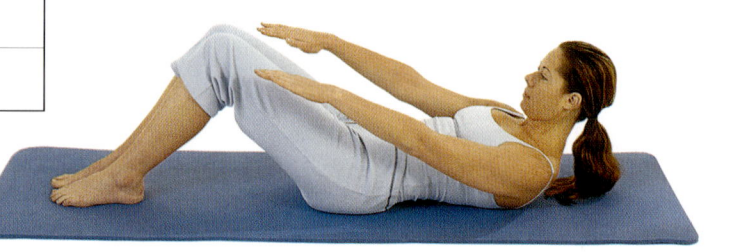

2 Wciągnij powietrze, pracując mięśniami brzucha, i przenieś ręce przed siebie, unosząc głowę i barki nad matę, zginając się w mostku. Upewnij się, że łopatki są ściągnięte w dół, a ich podstawy w dalszym ciągu dotykają maty.

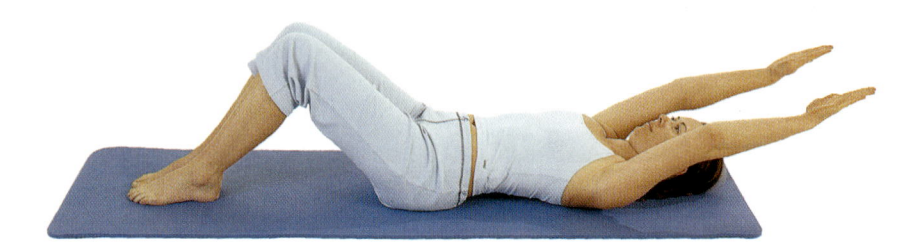

1 Połóż się na plecach, ugnij kolana i złącz kolana i stopy. Wyciągnij ręce za siebie, trzymając je w linii tuż nad uszami. Ściśnij uda. Wciągnij, a potem wypuść powietrze, wciągając brzuch.

① ② **③**

uwaga

Omiń to ćwiczenie przy jakichkolwiek urazach pleców.

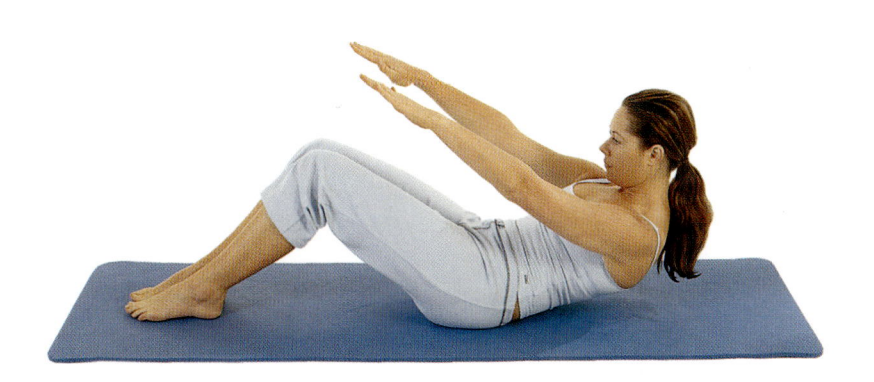

3 Wypuść powietrze, wciągając mięśnie brzucha i unieś tułów nad matę kręg po kręgu. Wygnij kręgosłup na kształt litery C, wciągając brzuch coraz głębiej podczas unoszenia się.

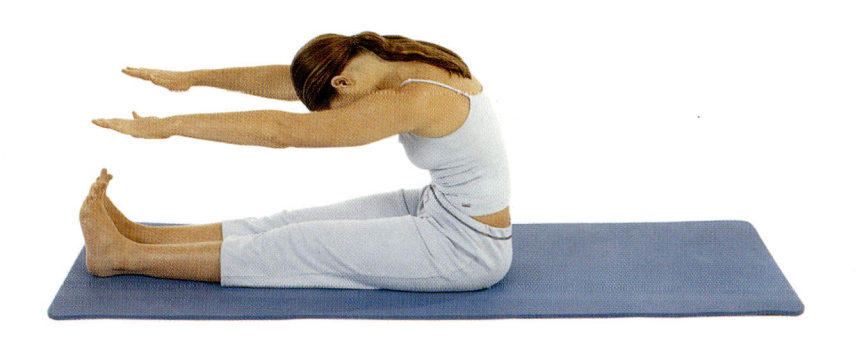

4 Przechylaj się dalej do przodu, cały czas na wydechu, zaokrąglając ramiona i trzymając ręce równolegle do maty, z palcami na linii kostek. Gdy palce sięgną poza kolana, wyprostuj nogi, napnij stopy i nachylaj się dalej. Wyobraź sobie, że przetaczasz się nad piłką plażową, która leży na twoich udach. Prawdopodobnie poczujesz rozciąganie z tyłu ud.

zwijanie c.d.

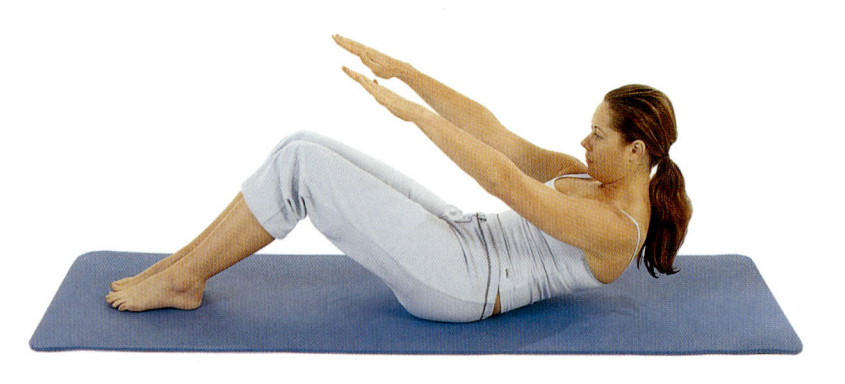

6 Wypuść powietrze, wciągając brzuch i kontynuuj płynnie ten ruch, rozwijając kręgosłup na macie kręg po kręgu. Cały czas utrzymuj kształt litery C. Przy odchylaniu się w tył poczujesz, jak przesuwa się pod tobą miednica. Łopatki pozostają opuszczone. Jesteś ponownie w pozycji z trzeciego punktu.

5 Wykonaj ruchy w odwrotnej kolejności. Wciągnij powietrze i zacznij się odchylać, aż ramiona znajdą się na tej samej linii z biodrami. Powoli ponownie zegnij kolana.

wskazówki

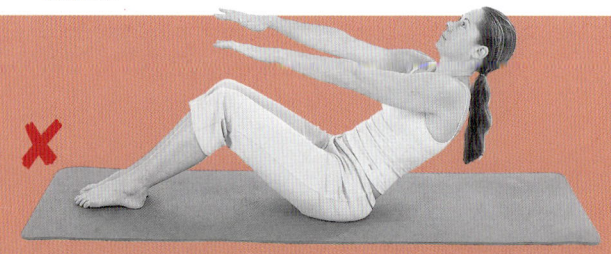

✗ Nie prostuj pleców, utrzymaj kształt litery C.

✗ Nie wypinaj mięśni brzucha przy podnoszeniu się.

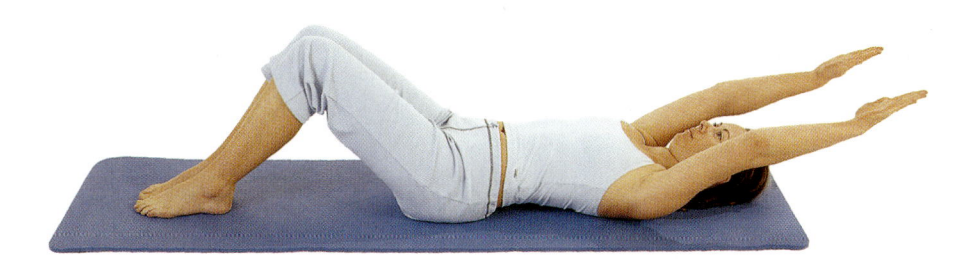

7 Kiedy barki znajdą się ponownie na macie, nie przerywaj wydechu i przenieś ręce nad głowę, opuszczając głowę na matę oraz wracając do pozycji wyjściowej. Powtórz punkty 2-7 zalecaną ilość razy.

Przejście: Opuść ręce wzdłuż boków w przygotowaniu do „kręgów jednonożnych" (strona 78).

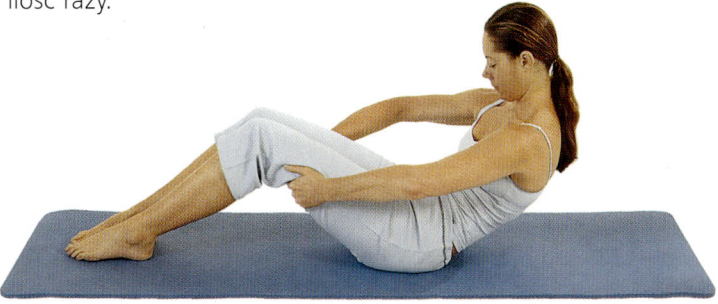

modyfikacje

Jeżeli poczujesz napięcie w plecach lub zaczniesz wypinać mięśnie brzucha przy unoszeniu się, przesuń ręce do ud, by ułatwić sobie siadanie.

Jeżeli dalej jest ci zbyt trudno, wykonaj zamiast tego ćwiczenie „rozwijanie" (strona 76), aż wzmocnisz mięśnie.

Jeżeli wykonujesz „zwijanie" z łatwością, podnieś stopień trudności, rozprostowując nogi. Uda cały czas trzymaj razem.

✓ **W punkcie pierwszym pozostań w pozycji neutralnej. Nie wyginaj pleców i nie wypinaj żeber, przenosząc ręce w tył.**

✓ **Brodę trzymaj zbliżoną do klatki piersiowej, a łopatki opuszczone.**

✓ **Nie używaj łopatek do unoszenia się.**

✓ **Utrzymaj odstęp między żebrami a biodrami.**

rozciąganie dwunożne

korzyści dla ciała

- wzmacnia mięśnie brzucha, brzuch staję się bardziej jędrny i płaski

- rozciąga kończyny, nadając im bardziej opływowy kształt

- poprawia krążenie, eliminuje z ciała toksyny i odpręża

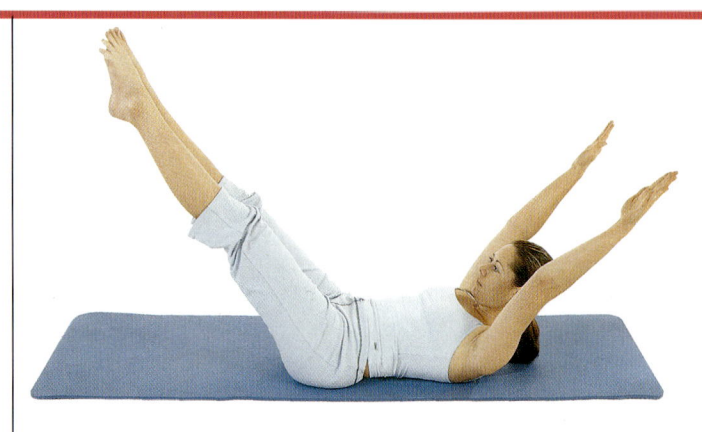

powtórzenia: 5-10 razy

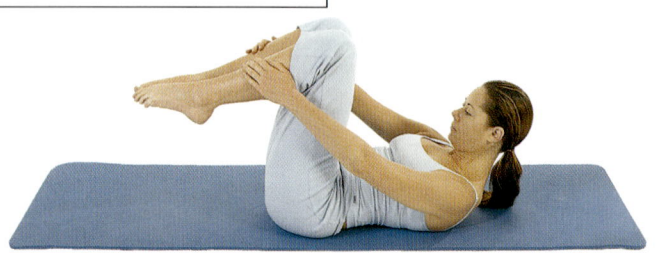

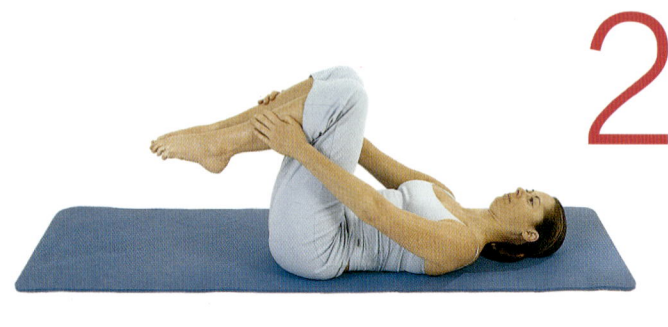

1 Połóż się na plecach i podciągnij kolana do klatki piersiowej. Oprzyj ręce na goleniach i rozstaw łokcie. Wciągnij powietrze.

2 Wypuść powietrze, wciągając brzuch i unieś głowę i ramiona nad matę, przesuwając łopatki w dół i zbliżając brodę do klatki piersiowej. Poczuj jak wydłużają się plecy.

3 Wciągnij powietrze, cały czas pracując mięśniami brzucha, aby podeprzeć kręgosłup. Rozciągnij ciało w przeciwnych kierunkach. Nachyl nogi pod kątem 45° i unieś ręce do góry za sobą, aż znajdą się na linii uszu. Wyobraź sobie, że twój tułów przyklejony jest do maty, podczas unoszenia kończyn.

wskazówki

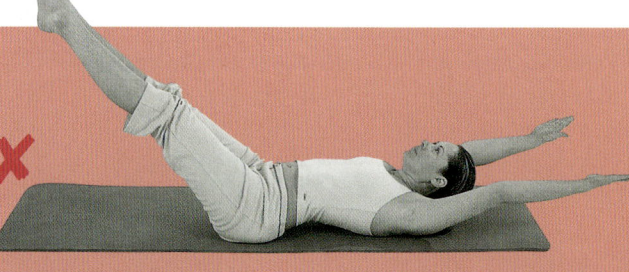

✗ Nie opuszczaj głowy i ramion przy przesuwaniu w tył rąk.

✗ Nie wyginaj pleców.

ciało jak nowe

① ② **③**

uwaga

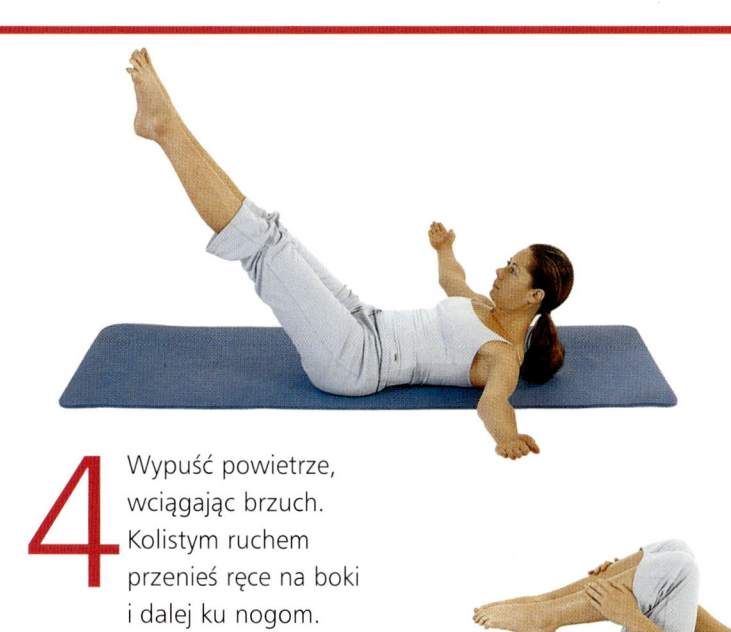

Wykonuj ostrożnie przy urazach pleców lub kręgów

Zmniejsz promień okręgów zataczanych rękoma, jeżeli masz delikatne barki.

Jeżeli czujesz napięcie w szyi, oprzyj głowę na podgłówku i odpocznij przez chwilę lub wykonuj ćwiczenie z głową uniesioną na paru poduszkach, póki nie będziesz silniejszy.

4 Wypuść powietrze, wciągając brzuch. Kolistym ruchem przenieś ręce na boki i dalej ku nogom.

5 Jednocześnie ponownie ugnij nogi i oprzyj ręce na goleniach, cały czas mając uniesioną głowę i barki (pozycja 2). Powtórz punkty 3-5 zalecaną ilość razy.

Przejście: Opuść głowę i ramiona i ugnij nogi, aby golenie były równoległe do maty do „rozciągania jednonożnego" (strona 86).

modyfikacje:

Jeżeli masz wrażenie, że wyginasz lub nadwerężasz plecy, unieś nogi do sufitu.

Gdy zrobisz się silniejszy, powoli przejdź do nachylenia pod kątem 45°.

✓ Trzymaj wyprostowane nogi mocno złączone.

✓ Upewnij się, że plecy leżą na macie, przez cały czas używając mięśni brzucha.

✓ Tułów trzymaj nieruchomo, poruszaj tylko rękoma i nogami.

kratka dla początkujących

korzyści dla ciała:

- wzmacnia mięśnie brzucha
- wyszczupla talię
- rozciąga nogi

powtórzenia: 5-10 razy, na przemian na każdą stronę

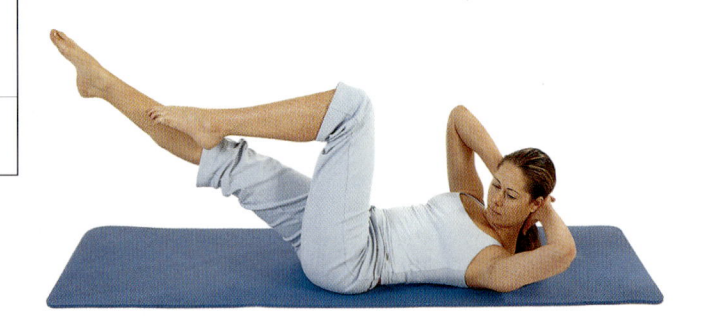

2 Wypuść powietrze, wciągając mięśnie brzucha i skręć klatkę piersiową, przesuwając łokieć do przeciwległego kolana. Jednocześnie wyprostuj drugą nogę i utrzymaj ją pod kątem 45°.

1 Połóż się na plecach i ugnij nogi, aby uda były ustawione pod kątem 90° do maty, a golenie leżały do nie równolegle. Spleć palce i oprzyj głowę w dłoniach. Wciągnij, a potem wypuść powietrze, wciągając mięśnie brzucha i unieś głowę i barki nad matę, przesuwając łopatki w dół. Wciągnij powietrze, pracując mięśniami brzucha.

wskazówki

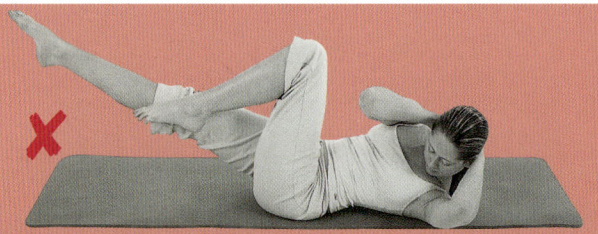

✘ Nie skręcaj barków, tylko dół klatki piersiowej.

ciało jak nowe **115**

① ② **③**

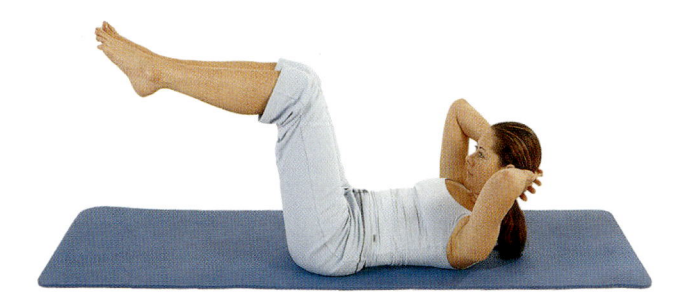

uwaga
Omiń to ćwiczenie, jeżeli masz uraz kręgosłupa.

3 Wciągnij powietrze, pracując mięśniami brzucha, i wróć z portem do środka, ponownie uginając wyprostowaną nogę. Upewnij się, że łokcie są szeroko rozstawione.

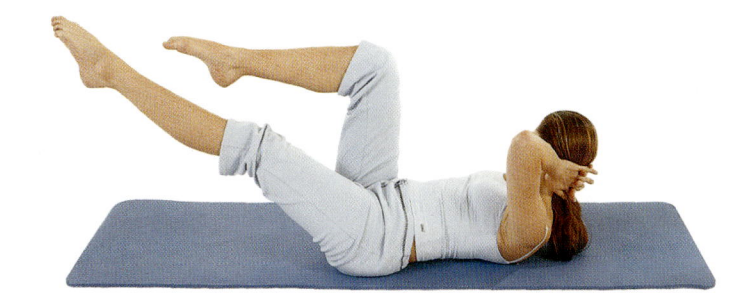

4 Wypuść powietrze i powtórz ruchy, tym razem skręcając klatkę piersiową w drugą stronę i rozprostowując drugą nogę. Za każdym razem wyobraź sobie, że twój tułów przybity jest do podłogi, aby nie przechylać się z biodra na biodro.

Przejście: Przyciągnij oba kolana do klatki piersiowej i opuść głowę i ramiona. Opuść stopy na matę, uginając kolana pod kątem 90°. Przenieś ręce nad głowę i wykonaj „zwijanie" (strona 108), by przejść do pozycji początkowej w „rozciąganiu kręgosłupa" (strona 88).

modyfikacje

Jeżeli ćwiczenie jest zbyt trudne, opuść głowę przy każdym wdechu (pozycja 3), dopóki nie wzmocnisz mięśni skośnych brzucha.

✓ **Nie opuszczaj wyprostowanej nogi niżej niż 45°.**

✓ **Trzymaj łokcie szeroko rozstawione, aby nie zbliżały się do siebie ani nie opadały na matę.**

✓ **Wykonuj ruch powoli i płynnie, nie rzucaj się z boku na bok.**

korkociąg

korzyści dla ciała:

- wzmacnia mięśnie brzucha
- wzmacnia wewnętrzną część uda
- wzmacnia zewnętrzną część uda i pośladki
- rozciąga plecy
- poprawia równowagę

powtórzenia: 5 okręgów na każdą stronę, zmieniając kierunki

1 Połóż się na plecach z rękoma wzdłuż boków. Przyciśnij dłonie do maty dla większej stabilności. Unieś i wyprostuj nogi, aby znalazły się pod kątem 90° do maty. Wykręć nogi (strona 27) przy użyciu mięśni pośladków. Wewnętrzna część ud też powinna pracować.

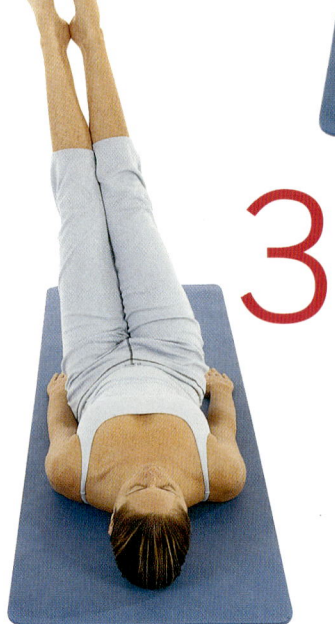

2 Wciągnij powietrze i przechyl nogi na bok, nie unosząc tułowia. Wyobraź sobie, że tułów jest ukorzeniony w ziemi.

3 Wypuść powietrze, wciągając mięśnie brzucha, zataczając nogami okrąg w dół przez środek ciała.

wskazówki

✗ Nie unoś bioder i trzymaj plecy na macie przez cały czas.

✗ Nie unoś ramion i brody.

ciało jak nowe **117**

① ② **③**

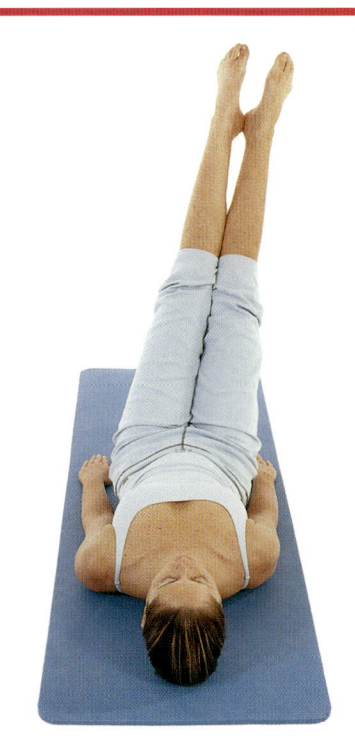

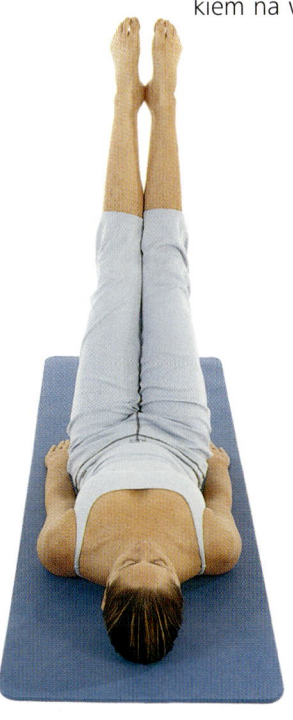

uwaga

Omiń to ćwiczenie przy urazie pleców.

Jeżeli odczuwasz napięcie w plecach, opuść to ćwiczenie, aż będziesz silniejszy.

5 Wciąż wydychając powietrze, zamknij okrąg unosząc nogi do góry i wracając do środka. Ruch jest dynamiczny, z naciskiem na wydech.

6 By wykonać ruch w odwrotnym kierunku: Nabierz powietrza i przenieś nogi na drugą stronę. Wypuść powietrze, wciągając mięśnie brzucha i łukiem opuść nogi i unieś z drugiej strony, sprowadzając je z powrotem do środka.

4 Cały czas wypuszczając powietrze, dalej zakreślaj okrąg.

Przejście: Zegnij nogi, a następnie rozprostuj je na macie. Przewróć się na bok do „podwójnego uniesienia nóg" (strona 54).

modyfikacje

Jeżeli wypinasz mięśnie brzucha lub wyginasz plecy przy opuszczaniu nóg podczas zataczania okręgu, unieś nogi trochę wyżej, aż znajdziesz równowagę rdzenia.

Gdy nabierzesz wprawy, możesz podnieść stopień trudności, zataczając szersze okręgi i nie zakłócając stabilizacji rdzenia.

✓ Rozluźnij kark i przesuń łopatki w dół, aby utrzymać stabilność podczas zataczania okręgów.

✓ Skup się na zataczaniu okręgów w kierunku sufitu.

✓ Poruszaj się dynamicznie, skupiając się na unoszeniu nóg.

✓ Przy najniższym punkcie okręgu upewnij się, że nie wypinasz mięśni brzucha i nie wyginasz pleców.

wykop boczny

korzyści dla ciała:

- kształtuje pośladki
- wzmacnia biodra
- wyszczupla uda
- nadaje nogom opływowy kształt

powtórzenia: 10 razy na każdą stronę

2 Wciągnij powietrze i wykop górną nogę jak najdalej, nie poruszając tułowia. Na koniec ruchu wykonaj dodatkowy mały wykop.

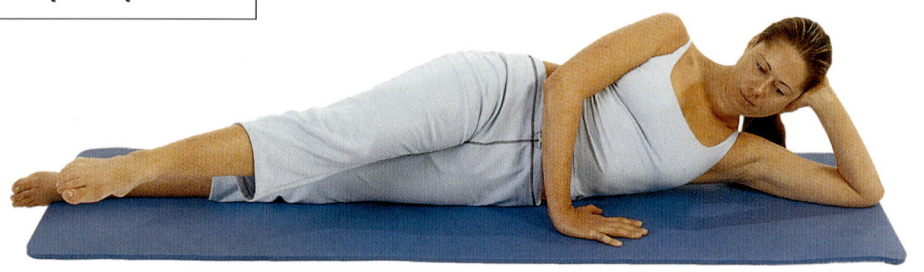

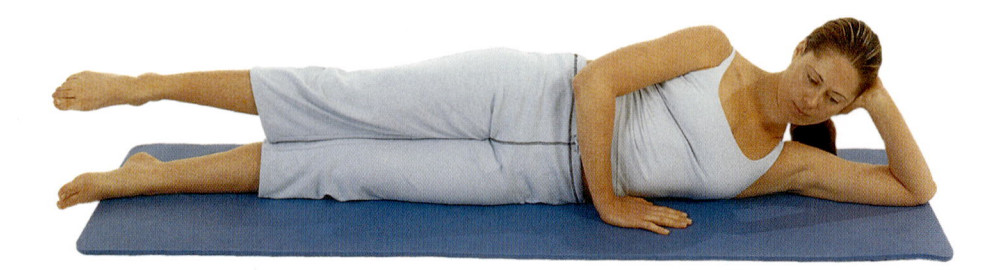

1 Połóż się na boku, ostrożnie układając jedno biodro na drugim. Ucho, środek ramienia i biodro powinny znajdować się w prostej linii. Obciągnij stopy. Lekko przesuń nogi do przodu. Oprzyj głowę na ręce, upewniając się, że łokieć leży na tej samej linii, co reszta ciała. Ugnij górną rękę i oprzyj ją przed sobą na macie dla utrzymania równowagi. Upewnij się, że masz opuszczone barki i rozluźniony kark. Wykręć nogi (patrz strona 27) nie poruszając bioder, za pomocą mięśni pośladków. Lekko unieś górną nogę, aby znalazła się na poziomie górnego biodra.

wskazówki

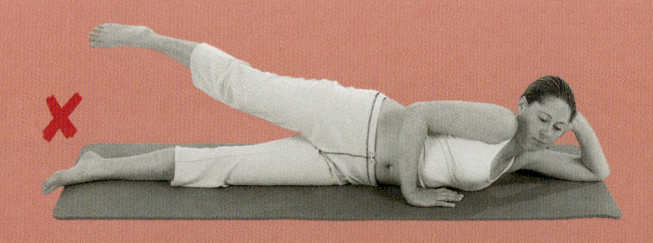

✗ **Nie przechylaj bioder i ramion do przodu.**

✗ **Nie unoś nogi wyżej niż biodro.**

ciało jak nowe 119

① ② **③**

uwaga

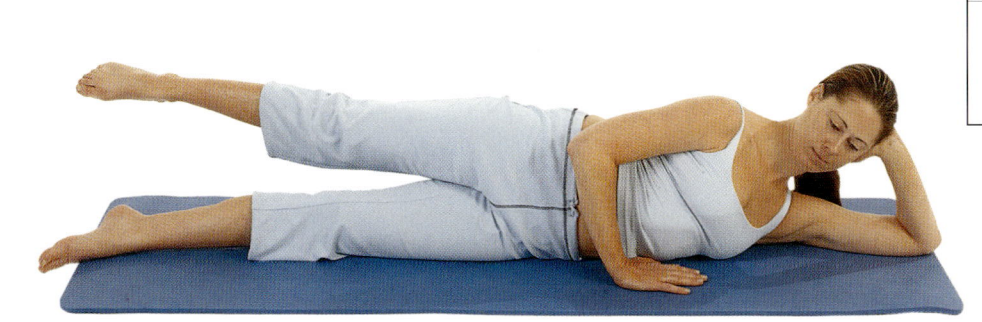

Wykonuj wyłącznie pod nadzorem w przypadku urazów pleców lub szyi.

3 Wypuść powietrze, wciągając brzuch, przesuń cały czas wykręconą nogę za siebie, rozciągając biodro. Wyobraź sobie, że twoja noga buja się jak wahadło. Nie przechylaj się do przodu przy wymachach i trzymaj nogę na linii biodra. Przesuń ją jak najdalej w tył, nie poruszając tułowia.

Przejście: Zegnij dolną nogę do przodu do „zewnętrznego unoszenia uda" (strona 56).

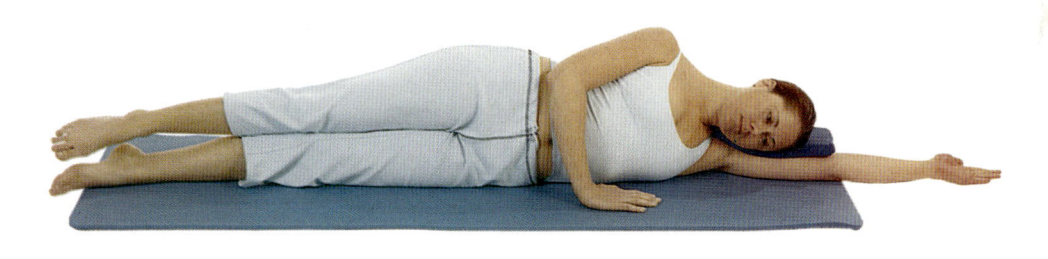

modyfikacje

Jeżeli wymachy zaburzają twoją równowagę i ułożenie ciała, zmniejsz ich zakres, dopóki nie będziesz bardziej stabilny.

Jeżeli odczuwasz jakikolwiek ból w karku lub barkach, albo masz delikatne nadgarstki czy łokcie, wyciągnij dolne ramię do góry na macie i oprzyj na nim głowę. Dla większego oparcia możesz dodatkowo położyć pod głową poduszkę.

✓ **Użyj mięśni brzucha, by utrzymać ciało nieruchomo podczas wykopów.**

✓ **Upewnij się, że biodra i ramiona są nieruchome.**

✓ **Wydłuż szyję i nie unoś ramion.**

✓ **Użyj mięśni pośladków i tylnej części uda do robienia wymachów.**

wykop jednonożny

korzyści dla ciała:

- kształtuje tylną część ud
- rozciąga zazwyczaj zbitą przednią część ud
- wzmacnia mięśnie pleców
- rozciąga przód bioder
- kształtuje mięśnie rąk i klatki piersiowej
- uelastycznia kręgosłup

powtórzenia: 6-10 razy na każdą stronę na przemian

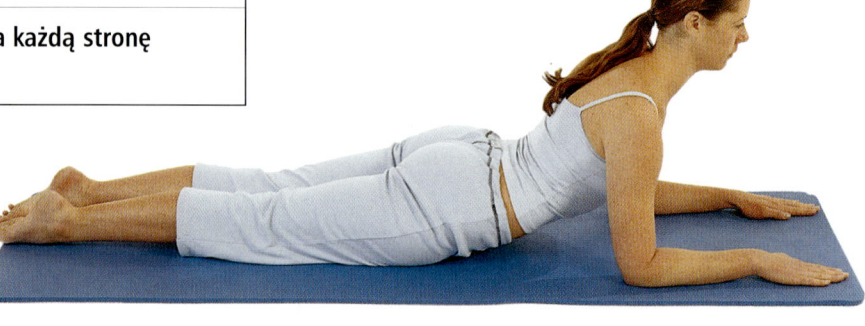

1 Połóż się na brzuchu i ugnij ramiona pod kątem prostym, opierając dłonie na macie. Łokcie powinny znajdować się na linii z ramionami, a przedramiona leżeć równolegle do siebie, przyciśnięte do maty. Unieś mostek i przesuń łopatki w dół pleców. Zrób wdech, a potem wydech, wciągając brzuch. Miej wciągnięte mięśnie brzucha cały czas, by podeprzeć kręgosłup. Ściśnij razem uda. Wciągnij powietrze.

wskazówki

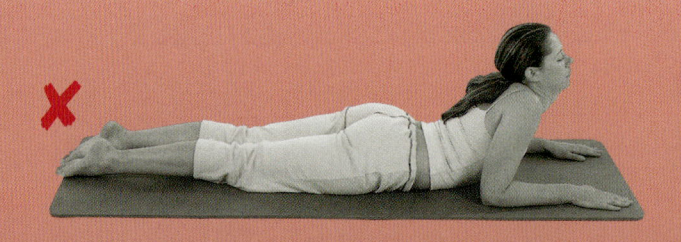

✗ Nie opuszczaj tułowia, przez cały czas używaj mięśni brzucha.

✗ Nie unoś ramion.

ciało jak nowe

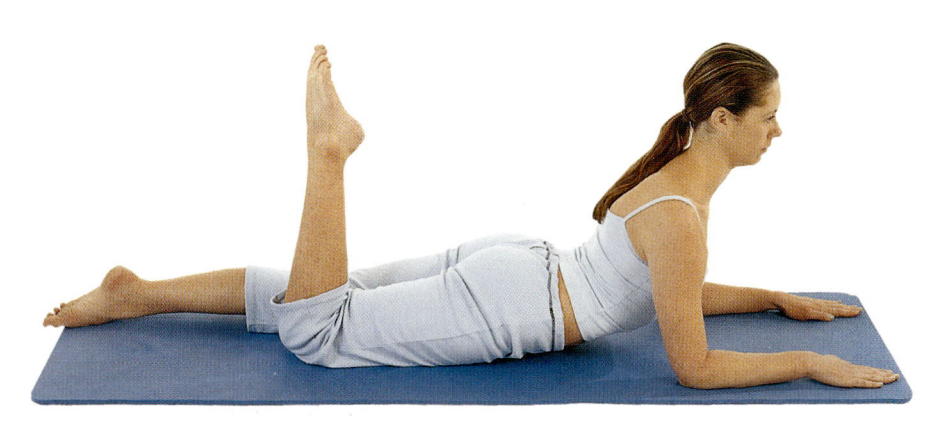

2 Wypuść powietrze, wciągając brzuch i wykop jedną nogę w stronę pośladków, poprawiając wykop pod koniec ruchu. Wyobraź sobie, że starasz się kopnąć piętą w pośladek.

uwaga

Omiń to ćwiczenie, jeżeli cierpisz na dolegliwości kręgosłupa, szczególnie na kręgozmyk.

Jeżeli odczuwasz ból w kolanach lub łokciach, omiń to ćwiczenie.

Jeżeli czujesz ból w plecach, przerwij natychmiast.

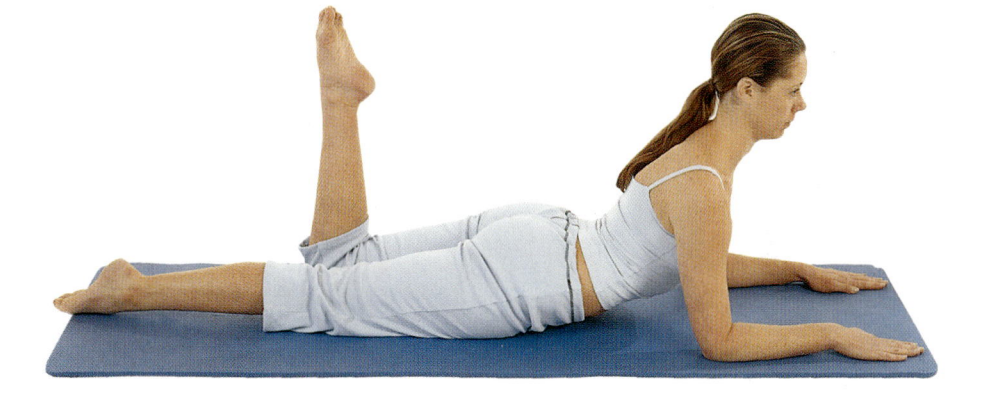

modyfikacje

Jeżeli wykopy spowodują skurcze w mięśni półścięgnistym, ogranicz zasięg wykopu i wykonuj ruchy wolniej.

3 Zmień nogi i wykonaj wykop drugą, jednocześnie wypuszczając powietrze. Rozprostuj nieruchomą nogę. Wdech między wykopami jest bardzo płytki.

Przejście: Opuść głowę i ramiona. Obróć głowę na bok i załóż ręce za plecy do „wykopu dwunożnego" (strona 122).

✓ Przyciskając przedramiona do maty i przesuwając łopatki w dół, będzie ci łatwiej utrzymać uniesiony tułów.

✓ Ćwiczenie jest najskuteczniejsze, gdy wykonujesz je dynamicznie. Dla utrudnienia nie opuszczaj prostej nogi na matę, lecz trzymaj ją lekko uniesioną.

✓ Cały czas trzymaj kolana i uda blisko siebie. Poczuj, jak pracują mięśnie półścięgniste i mięśnie proste uda.

✓ Wydłuż plecy i kark, patrząc przed siebie.

wykop dwunożny

korzyści dla ciała:

- wzmacnia plecy
- rozciąga klatkę piersiową
- uelastycznia kręgosłup
- wzmacnia tylne mięśnie ud i pośladki
- rozciąga często zbite przednie mięśnie ud

powtórzenia: 5 razy na każdą stronę na przemian

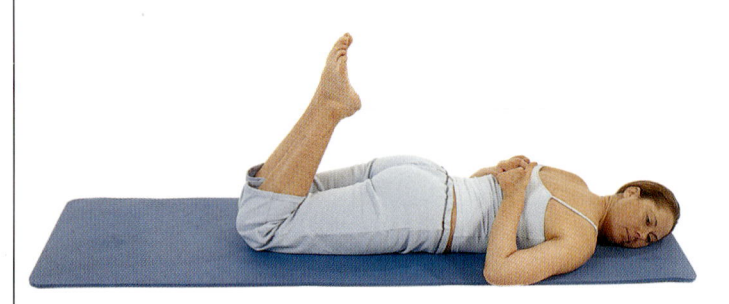

2 Wypuść powietrze, wciągając brzuch i ściśnij pośladki i uda razem. Wykop pięty ku pośladkom trzykrotnie. Wyobraź sobie, że jesteś delfinem, poruszającym ogonem podczas pływania.

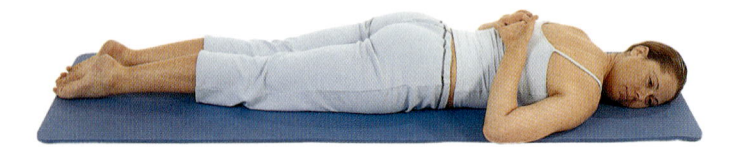

1 Połóż się na brzuchu, kładąc jeden policzek na macie. Spleć palce na plecach jak najbliżej łopatek, nie odrywając łokci i ramion od maty. Dłonie leżą spodem do sufitu. Wciągnij powietrze, pracując mięśniami brzucha. Wciągnij powietrze.

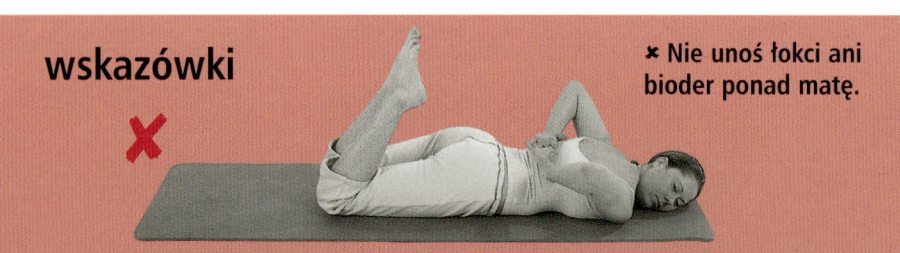

wskazówki

✖ Nie unoś łokci ani bioder ponad matę.

✓ Cały czas używaj mięśni brzucha podczas unoszenia się, aby podtrzymać kręgosłup. Nie powinieneś odczuwać napięcia w plecach.

ciało jak nowe **123**

① ② **③**

uwaga

Omiń to ćwiczenie, jeżeli cierpisz na dolegliwości kręgosłupa, szczególnie na kręgozmyk.

Omiń to ćwiczenie, jeżeli masz problemy z barkami lub obojczykami.

Wykonuj je ostrożnie, jeżeli masz delikatne nadgarstki, łokcie lub kolana.

Przerwij, jeżeli poczujesz napięcie lub ból w plecach.

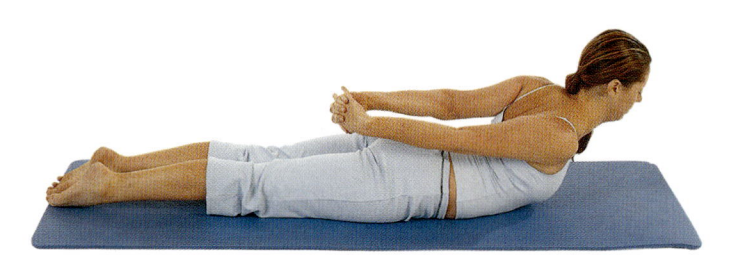

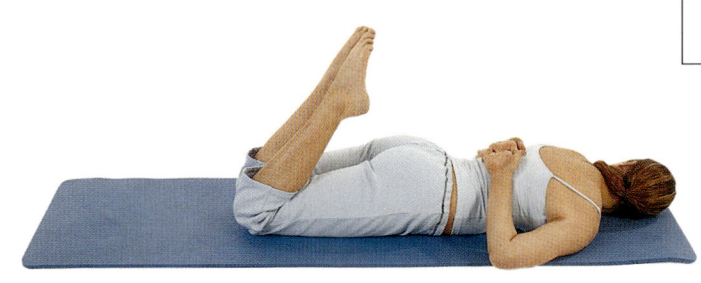

3 Wciągnij powietrze, pracując mięśniami brzucha, unieś górę tułowia ponad matę, rozprostowując nogi i ręce.

Patrz przed siebie. Wyciągnij ręce za siebie, aby poczuć rozciąganie w mięśniu piersiowym większym.

4 Wypuść powietrze i opuść ciało, ponownie zginając ręce i kładąc policzek z powrotem na macie. Cały czas wypuszczając powietrze, ugnij znów nogi i powtórz trzykrotny wykop. Powtórz punkty 3-4 zalecaną ilość razy.

Przejście: Przejdź do pozycji klęczącej i usiądź na brzegu maty do „foki" (strona 98).

modyfikacje

Jeżeli nie możesz utrzymać ramion i łokci na macie, kiedy leżysz płasko opuść splecione dłonie do wgłębienia w plecach.

5 Usiądź na piętach w „pozycji spoczynku" przez 30 sekund (patrz strona 63), aby delikatnie rozciągnąć krzyż.

✓ **Raczej gładko odciągaj tułów od bioder, nie wyginaj pleców.**

✓ **Wyciągnij szyję aby nie napinać karku.**

✓ **Użyj mięśni z tyłu ud i pośladków do wykopów.**

✓ **Upewnij się, że nogi i stopy znajdują się na macie, kiedy wyciągasz ręce w stronę pośladków.**

dalszy ciąg drogi

Udało ci się. Ukończyłeś pierwsze 30 sesji Pilates i zdajesz sobie sprawę z licznych zalet tej metody. Wyglądasz lepiej, czujesz się lepiej i chcesz ćwiczyć dalej. Jaki jest następny krok?

Po pierwsze, nie przestawaj używać tej książki. Powtarzaj ćwiczenia, aż osiągniesz całkowitą płynność w ich wykonywaniu. Nie przestawaj skupiać się nad sześcioma zasadami Pilates i nad ulepszaniem swojej techniki. Kiedy już całkiem opanujesz tę książkę, będziesz na poziomie średnio zaawansowanym.

znalezienie instruktora

Jeżeli jeszcze tego nie zrobiłeś, dobrze by było umówić się na kilka prywatnych lekcji z instruktorem, który może poprawić twoje błędy, z których nie zdajesz sobie sprawy, ocenić twoją technikę i udzielić ci użytecznych wskazówek.

Jeżeli chcesz dalej udoskonalać swoje ciało, musisz przejść do reszty średnio zaawansowanych, a następnie zaawansowanych ćwiczeń na macie Josepha Pilatesa. Dobrym pomysłem byłoby zapisanie się na kurs Pilates. Kursy są powszechnie dostępne. Przed wyborem jednego z nich musisz sprawdzić kilka rzeczy. Dowiedz się, jak długo trwał kurs przygotowawczy twojego instruktora. Większość dobrych kursów przygotowawczych trwa rok. Nie zapisuj się do nikogo, kto skończył kurs przygotowawczy w krótszym czasie. Sprawdź też liczebność grupy, powinna być nie większa niż dwanaście osób. W zbyt dużej grupie instruktor nie będzie mógł poświęcić ci wystarczająco dużo uwagi.

studio Pilates

Możesz też chcieć skorzystać ze studia Pilates ze sprzętem. Nie przeraź się na pierwszy widok, bo chociaż wygląda jak sala tortur, nie odbywa się w nim nic nieprzyjemnego. Treningi ze sprzętem są relaksujące i przyjemne.

W takim studio ćwiczenia na macie są zmodyfikowane do wykonywania na specjalnym sprzęcie, który stawia twojemu ciału nowe wyzwania. Sprzęt został zaprojektowany przez samego Josepha Pilatesa i nosi ciekawe nazwy typu „Cadillac", „Reformator" czy „Krzesło Wunda".

Przy ćwiczeniach na macie opór stawia siła grawitacji i ciężar twojego ciała. Sprzęt Pilates zrobiony jest ze sprężyn, linek i krążków linowych i stawia większy opór, aby zwiększyć stopień trudności i poprawić sylwetkę. Kurs w studio może być prywatny lub pół prywatny. Przy kursach pół prywatnych instruktor nadzoruje każdego z małej grupy klientów indywidualnie podczas wykonywania ćwiczeń na sprzęcie.

W studio Pilates instruktorzy są o wiele ważniejsi od sprzętu. Pod ich uważnym nadzorem zostaniesz przeprowadzony przez program dokładnie dostosowany do twoich indywidualnych potrzeb. Dlatego z rozwagą wybierz instruktora. Oprócz kwalifikacji, ważne jest byś czuł się z nim swobodnie i nie obawiał się zadawać pytań.

Pilates zapewni ci niekończącą się ilość nowych wyzwań. Udoskonalisz swoje ciało, zadbasz o zdrowie, obniżysz poziom stresu, poczujesz się odmłodzony i szczęśliwy. Najistotniejsze jest to, że już zawsze możesz ćwiczyć Pilates. To jak podróż dla każdego. Niech będzie także twoją podróżą.

słowniczek

dynamika
Ruch części ciała spowodowany ilością energii, jaką w niego wkładamy.

elektrownia
Patrz stabilność rdzenia.

gorset siły
Patrz stabilność rdzenia.

kręgosłup neutralny
Pozycja, w której kręgosłup przyjmuje naturalny kształt i w której kość łonowa i dwie najbardziej wystające kości miednicy są na tej samej linii.

metabolizm
Prędkość, z jaką organizm spala kalorie. Kalorie spalane są nawet, gdy się nie poruszamy. Zwiększając ilość chudych mięśni i redukując tłuszcz, przyspieszamy przemianę materii.

moc rdzenia
Patrz stabilność rdzenia.

płyn stawowy
Wydzielany przez stawy przy poruszaniu się, działa na tej samej zasadzie, co oliwa w zawiasach.

pole ruchu
Zakres, w jakim mięsień może się poruszać bezpiecznie, bez nadwerężenia.

przeciwwaga
Użycie jednego mięśnia lub ich grupy przeciwnie do innej.

pudełko Pilates
Kwadrat między ramionami a biodrami, używany jako odnośnik do poprawnego ułożenia.

siła rozmachu
Siła, która wpływa na ruchy. Ciało nie powinno być poruszane siłą rozmachu lecz w sposób kontrolowany.

skolioza
Wada kręgosłupa, przy której jest on wykręcony i odgięty na bok.

stabilizacja barków
Delikatne przesuwanie łopatek w dół pleców, aby znalazły się w pozycji optymalnej do ruchów barków i rąk.

stabilność rdzenia
Również określana jako „gorset siły", „moc rdzenia" lub „elektrownia", jest to pas mięśni wokół tułowia i rozciągający się od dołu klatki piersiowej do dna miednicy, zapewniający stabilność i wsparcie dla kręgosłupa.

ułożenie
Pozycja, w której wszystkie stawy znajdują się w jednej linii i są rozłożone symetrycznie.

wciąganie mięśni brzucha
Napinanie mięśni brzucha, w szczególności mięśnia poprzecznego i mięśni dna miednicy, skutkujące zwężeniem talii.

wizualizacja
Utrzymanie w myślach pewnego obrazu, by zmobilizować odpowiednie mięśnie lub by wykonać ruch bardziej płynnie.

wydłużanie
Technika wizualizacji, pomagająca rozciągnąć lub rozprostować mięsień bez napinania czy nadwerężania go.

wykręcenie nogi
Użycie mięśni pośladków celu wykręcenia nogi na zewnątrz w stawie biodrowym. Przy poprawnym wykonywaniu, pracują też mięśnie wewnętrzne uda.

wyrównanie kręgosłupa
Pojedyncze przesuwanie kręgów, jeden po drugim.

indeks

a
analiza ciała 33
anatomia 16-17
anatomia 18-19
　definicja 125
　dośrodkowanie 12-13
　korzyści po dziesięciu
　sesjach 36
　oddychanie 22

b
bezpieczeństwo 6, 30
biodra
　ból 31
　kręgi jednonożne 78-81
　piła 90-91
　skręt 44-45
　wykop boczny 118-119
　wykop jednonożny 120-121
ból 30, 31
ból kolana 31
ból kostek 31
ból rąk 31

c
częstotliwość 28, 37
czujność 10

ć
ćwiczenia krążeniowe 11

d
deska 94-95
deska odwrócona 96-97
diety 11
dno miednicy 21, 23
dośrodkowanie 12-13, 103
dwadzieścia sesji, korzyści 70
dynamika 125
dziesięć sesji, korzyści 36

e
elastyczność 8-9, 36, 102
　praktyczna 9
　kręgosłupa 82-83, 88-89, 98-99,
　108-111, 120-123
elektrownia - patrz stabilizacja rdzenia
emocje 10

f
foka 98-99

g
garbienie się 9, 50-51, 52-53

i
instruktor, znalezienie 124

k
komfort 10
koncentracja 12, 103
kontrola 12, 82-83, 98-99, 103
„kontrologia" 7, 12
korkociąg 116-117
kratka dla początkujących
114-115
krążenie 106-107, 112-113
kręgi 25, 41
kręgi jednonożne 78-81
kręgosłup
　elastyczność 82-83, 88-89, 98-99,
　108-111, 120-123
　foka 98-99
　nachylenie miednicy 40-41
　piła 90-91
　pozycja neutralna 24
　rozciąganie kręgosłupa do przodu
　88-89
　rozwijanie 76-77
　skręt kręgosłupa 92-93
　skrętność 90-91
　tocz się jak piłka 82-83
　wykop dwunożny 122-123
　wykop jednonożny 120-121
　wyrównanie 25, 125
　z boku na bok 74-75
　zwijanie 108-111
kręgosłup neutralny 24, 125

m
mały skręt bioder 42-43
maty 28
metabolizm 125
mięsień poprzeczny
brzucha 18, 19
mięsień prosty brzucha 18,19
mięsień skośny brzucha wewnętrzny 18,
19
mięsień skośny brzucha zewnętrzny 18,
19
mięśnie
　anatomia 16-19
　dno miednicy 21, 23
　elektrownia 8, 12-13, 18-19, 64, 65,
　84-85, 125
　przeciwwaga 27
　sprawdź też poszczególne mięśnie
　wzmacnianie 8
mięśnie brzucha 18-19
modyfikacje 30
motywacja 28

n
nachylenie miednicy 32-33, 40-41
nachylenie miednicy dla początkujących
32-33
nurt, poruszanie się z 13, 103

o
ocena 14-15, 32-33, 37

oddychanie 12, 22, 23, 36, 103
　sprawdź też pojedyncze ćwiczenia
oddychanie boczne 22, 23
okienka „uwaga" 30

p
Pilates, Joseph 7, 12, 18
Pilates, metoda 6
piła 90-91
plecy
　ból 31
　elastyczność 76-77, 82-83, 88-89,
　108-111, 120-123
　mały skręt bioder 42-43
　napięcie 42-43, 44-45, 64, 66-67,
　88-89
　patrz też pod „kręgosłup"
　rozciąganie kręgosłupa do przodu
　88-89
　rozciąganie mięśni półścięgnistych 64
　rozciąganie pośladków 66-67
　rozwijanie 76-77
　skręt bioder 44-45
　wykop dwunożny 122-123
　wykop jednonożny 120-121
　wzmacnianie 120-123
　zwijanie 108-111
płuca 90-93
płyn stawowy 9, 125
podgłówek 28
podstawowe ćwiczenia 37-67
pole ruchu 125
ponaglanie 71
postawa 9, 14-15, 36
pośladki
　deska odwrócona 96-97
　kręgi jednonożne 78-81
　rozciąganie pośladków 66-67
　unoszenie mięśnia półścięgnistego
　60-61
　wykop boczny 118-119
　zewnętrzne unoszenie uda 56-57
pozycja spoczynku 63
praktyczna elastyczność 9
praktyczna siła 8
precyzja ruchów 13, 103
program ćwiczeń 30
　poziom 1 37-67
　poziom 2 71-99
　poziom 3 103-123
program poziomu 1 37-67
　mały skręt bioder 42-43
　nachylenie miednicy 40-41
　pozycja spoczynku 63
　rozciąganie klatki piersiowej 50-51
　rozciąganie mięśnia półścięgnistego
　64
　rozciąganie mięśnia prostego uda 65
　rozciąganie pośladków 66-67
　rozciąganie skośne 48-49
　skręt bioder 44-45
　strzałka 62-63
　szpagat ręczny 52-53
　uniesienie dwunożne 54-55

uniesienie klatki piersiowej 46-47
uniesienie mięśnia półścięgnistego 60-61
wewnętrzne uniesienie uda 58-59
zewnętrzne uniesienie uda 56-57
program poziomu 2 71-99
  deska 94-95
  deska odwrócona 96-97
  foka 98-99
  kręgi jednonożne 78-81
  piła 90-91
  rozciąganie dwunożne dla początkujących 84-85
  rozciąganie jednonożne 86-87
  rozciąganie kręgosłupa do przodu 88-89
  rozwijanie 76-77
  skręt kręgosłupa 92-93
  tocz się jak piłka 82-83
  z boku na bok 74-75
program poziomu 3 103-123
  korkociąg 116-117
  kratka dla początkujących 114-115
  rozciąganie dwunożne 112-113
  setka 106-107
  wykop boczny 118-119
  wykop dwunożny 122-123
  wykop jednonożny 120-121
  zwijanie 108-111
przeciwwaga 125
przećwiczenie podstaw 29
przejścia 30
przestrzeń do ćwiczenia 28
pudełko Pilates 125

r

rozciąganie dwunożne 112-113
rozciąganie dwunożne dla początkujących 84-85
rozciąganie jednonożne 86-87
rozciąganie klatki piersiowej 50-51, 122-123
rozciąganie mięśnia półścięgnistego 64
rozciąganie mięśnia prostego uda 65
rozciąganie skośne 48-49
rozwijanie 76-77
równowaga 82-83, 98-99, 116-117
rytm 71

s

samoocena 32-33, 37
samopoczucie 10, 102
schorzenia 6, 30, 31, 103
sekwencja - patrz tabela kolejności ćwiczeń
setka 106-107
siedzenie 9, 88-89
siła praktyczna 8
siła rozmachu 125
skolioza 125
sprzęt Pilates 124
sprzęt sprężynowy 7

stabilizacja barków
  definicja 125
  jak 20
  korzyści po dziesięciu sesjach 36
  nachylenie miednicy 40-41
  napięcie w barkach 50-51
  strzałka 62-63
  uniesienie klatki piersiowej 46-47
stabilizacja rdzenia
stanie 15
stawy 9, 36, 125
stres 9, 36
struktura szkieletu 16
strzałka 62-63
  deska odwrócona 96-97
  foka 98-99
  korkociąg 116-117
  kratka dla początkujących 114-115
  mały skręt bioder 42-43
  nachylenie miednicy 40-41
  podwójne uniesienie nóg 54-55
  rozciąganie dwunożne 112-113
  rozciąganie jednonożne 86-87
  rozciąganie klatki piersiowej 48-49
  rozciąganie kręgosłupa do przodu 88-89
  rozwijanie 76-77
  setka 106-107
  skręt bioder 43-44
  tocz się jak piłka 82-83
  uniesienie klatki piersiowej 46-47
  wciąganie 23, 125
  z boku na bok 74-75
  zwijanie 108-111
styl życia 11
symetria ciała 27
szpagat ręczny 38, 52-53
szyja
  ból 31
  mały skręt bioder 42-3
  napięcie 42-5, 50-3
  rozciąganie klatki piersiowej 50-51
  skręt bioder 44-45
  szpagat ręczny 52-53

ś

świadomość ciała 31, 37

t

tabela kolejności ćwiczeń
  poziom 1 38-39
  poziom 2 72-73
  poziom 3 104-105
talia
  kratka dla początkujących 114-115
  piła 90-91
  rozciąganie jednonożne 86-87
  rozciąganie skośne 48-49
  skręt kręgosłupa 92-93
  uniesienie dwunożne 54-55
  z boku na bok 74-75
tocz się jak piłka 82-83
trzydzieści sesji, korzyści 102
tydzień przygotowawczy 28

u

uda
  deska odwrócona 96-97
  korkociąg 116-117
  kręgi jednonożne 78-81
  piła 90-91
  rozciąganie mięśnia półścięgnistego 64-65
  uniesienie mięśnia półścięgnistego 60-61
  uniesienie uda wewnętrznego 58-59
  uniesienie uda zewnętrznego 56-57
  wykop boczny 118-119
  wykop dwunożny 122-123
  wykop jednonożny 120-121
  zwijanie 108-111
udo wewnętrzne
  korkociąg 116-117
  uniesienie dwunożne 54-55
  kręgi jednonożne 78-81
udo zewnętrzne 56-57, 78-81
uleczanie 10
ułożenie 9, 26-27, 86-87, 125
ułożenie ciała 9, 27, 86-87
ułożenie głowy 26
ułożenie klatki piersiowej 26
uniesienie klatki piersiowej 46-47
uniesienie mięśnia półścięgnistego 60-61
unoszenie dwunożne 38, 54-55
urazy 30, 31

w

wciąganie mięśni brzucha 23, 125
wizualizacja 125
wsłuchiwanie się w ciało 31, 37
wstępnie o Pilates 6
wydłużanie mięśni 8
  definicja 125
  kręgi jednonożne 78-81
  mały skręt bioder 42-3
  rozciąganie mięśnia półścięgnistego 64-65
  rozciąganie pośladków 66-67
  skręt kręgosłupa 92-3
  zwijanie 108-111
wykop boczny 118-119
wykop dwunożny 122-123
wykop jednonożny 120-121
wykręcanie nogi 27, 125
wytrzymałość, setka 106-107

z

z boku na bok 74-75
zalety Pilates 6, 8-9, 36, 70, 102
zaokrąglone ramiona patrz garbienie się
zasady Pilates 12-13, 103
zrzucenie wagi 11, 102
związek ciało-umysł 8
zwijanie 108-111

podziękowania

Autorka chciałaby podziękować następującym osobom:

Alanowi Herdmanowi, Rael Isacowitz i Anne-Marie Zulkahari za trening Pilates.

Gorące podziękowania dla Anne-Marie za wsparcie i inspirację.

Modelom - instruktorom Pilates: Natashy Culmsee, Idris Moudi i Lesley Pickering - za męczące pozowanie pod gorącymi światłami.

Fotografowi, Peterowi Pough-Cookowi, za wspaniałe zdjęcia do książki.

Wszystkim w Hamlyn, szczególnie Rozelle Benthiem za twórczość,
Geoffowi Borinowi za projekty,
Rachel Lawrence za zarządzanie projektem i mojemu redaktorowi,
Jane McIntosh, która pierwsza poddała pomysł książki.

Wendy Rimmington i Suzannah Olivier za pomoc i wsparcie.

No i oczywiście mężowi za nieustające przynoszenie kubków z herbatą.

Naczelny redaktor Jane McIntosh
Redaktor Rachel Lawrence
Naczelny redaktor artystyczny Rozelle Bentheim
Projektant Geoff Borin
Starszy Kontroler Produkcji Jo Sim
Indeks Specjaliści od indeksów

Zdjęcia Peter Pough-Cook
Ilustracje Bounford.com

Wersja polska
Tłumaczenie Agata Jaremczuk
Skład i okładka KONTRAPUNKT